JN188801

医師が教える“最強の予防医学”

細胞環境を整える「9つのメソッド」

医師 山田知世
Yamada Tomoyo

共栄書房

医師が教える〝最強の予防医学〟――細胞環境を整える「9つのメソッド」◆目次

朝の過ごし方 061

昼の過ごし方 074

おやつの過ごし方 085

第4章 皆さんからのご質問にお答えします！

第1章

はじめまして

現代医療にかかわってみて気づいたこと

はじめまして、山田知世です！

皆さん、はじめまして！　山田知世と申します。京都にある杏林予防医学研究所の所長・山田豊文の娘で、今は杏林予防医学研究所の研究員として勤務しています。一般社団法人日本幼児いきいき育成協会（ＪＡＬＮＩ）で理事も務めています。

大まかに経歴を説明すると、私は一度大学を卒業してから大手製薬会社に就職しました。なぜ、よりにもよって製薬会社を選んだかというと、ひとつは理系の学部を卒業したからというのもありますが、父がかねてより「薬は悪だ！」と主張していたので、父がそこまで言うほどの製薬業界を、自分のこの目で確かめてみたいと思ったからです。

製薬会社では、薬の売り上げが上がりさえすればいいという西洋医学の現状を目の当たりにしたわけですが、私の中で「ダイレクトに病気を治す仕事につきたい」という気持ちがふつふつと沸き上がってきました。そこで、じゃあやっぱり医師になろう、脱サラして医学部に入り直そうという結論にいたりました。

運良く合格を頂き、これはもう神様に与えられた使命だと思って、自分より何歳も年下の若い人たちに紛れて、医学部の6年間、勉強に明け暮れました。

再入学後、以前から支えてくれていた夫と4年生の時に結婚し、ありがたいことにすぐに妊娠して5年生の時に1人目を出産しました。学生の身なので、企業とは違って産休や育休があるわけでもなく、自分が復帰したいと思ったタイミングで学業に戻ることができます。私としては、とにかく少しでも早く医者になりたかったので、何としてでも6年間で卒業したい！　という気持ちが常にありました。そのため、休学することなく、産後1か月で病院実習に復帰しました。今から考えれば、あの時が一番大変だったなあ、自分でもよくやったものだなあと、懐かしく思い出されます。

そして、無事に医師国家試験も合格し、6年間で卒業することができました。京大病院で2年間研修医として働き、その後に京大病院の糖尿病・内分泌・栄養内科の専攻医を経て、現在にいたります。今では3児の母となり、夫とともに子育てに奮闘する日々です！

臨床医学ではなく予防医学を広めたい

さて、晴れてお医者さんになると、世間的には臨床医学をやりたいと思う人がほとんどのはずです。臨床医学というのは、患者さんに接して診断・治療を行う医学分野のことで、内科・外科・産婦人科・小児科など、皆さんにもおなじみの領域があります。でも私は臨床を経てしばらくしたら、予防医学をやりたい・広めたいと決めていました。

これは研修医時代、循環器内科を担当したときの話です。ある患者さんが心筋梗塞で入院され、私が担当医になりました。その方はしばらくして退院されたのですが、なんと1か月もたたないうちにまた心筋梗塞を再発して救急搬送されてきたのです。

そこで、すぐに循環器内科の先生と一緒にカテーテル治療を行いました。その間、患者さんは全身麻酔で眠っているわけですが、その先生がふと、治療しながらこうつぶやいたのです。

「俺たち、何をやってるんやろうなあと思うことがあるわ」

私はその言葉が忘れられなくて、私自身も、自分はいったい何をやっているんだろうという気持ちにさいなまれました。

カテーテル治療は1回100万円単位の高額なものです。保険が適用されたり、高額医療費控除が利用できたりするので、患者さんの実質的な負担額はかなり安くなるわけですが、日本の医療費が年々増え続ける中、このような患者さんたちを日々治療していくことの意義について、あらためて深く考えさせられたのです。

もちろん、命の危険が迫っているような人を助けるのは、医師の大切な仕事です。でも、本来なら、この患者さんが心筋梗塞にならないようにするのがあるべき姿ではないか――。

私としては、臨床医学をやっていきたいという気持ちもありましたが、普段から父が予防医学の重要性を訴え続けていたこともあり、やはり私は予防医学の意識を世の中にもっと広めていかないといけないと、これを機に思い直しました。

近代日本医学の父として有名な北里柴三郎は、次のような言葉を残しています。

《人民に健康法を説いて、身体の大切さを知らせ、病を未然に防ぐのが医道の基本である》

まさにこれだと、私は思ったわけです。そして時は流れ、今の私は予防医学の大切さを世の中に知っていただくためのさまざまな活動を柱にしています。

端から見ると「お父さんが予防医学の仕事をしてるんだから、娘が予防医学を志すのは当たり前なんじゃないの⁉」と思われるかもしれません。しかし、こうした実体験を通じてあらためて気づくことができたという意味でも、研修医時代の経験は何物にも代えがたい、貴重な財産だと私は思っています。

ようこそ、「細胞環境デザイン学」の世界へ

ところで皆さんは、自分の体を細胞レベルでイメージしてみたことがありますか？

私たちの体は何十兆個もの細胞で成り立っています。1個の細胞は、それ自体が立派な生命体です。1個の細胞の中で生命活動が完結していて、それがたくさん集まることによって組織をつくり、骨や筋肉、神経、血管、内臓などが、それぞれの働きを全うできるからです（**図1**）。

細胞が行っていること（生命活動）は、非常に複雑で緻密なものです。私たち人間が同じことを再現しようとしても、到底できるものではありません。だからこそ、私たちの心身の不調を未然に防いだり、不調を治癒したりできるのは、「医師」でも「薬」でもなく、「細胞」だけなのです。この事実を、医師をはじめとする医療従事者のほとんどが十分に理解していないように思います。だからこそ、患者さんも「自分の不調は自分の細胞が治すんだ」ということをイメージしにくく、そ

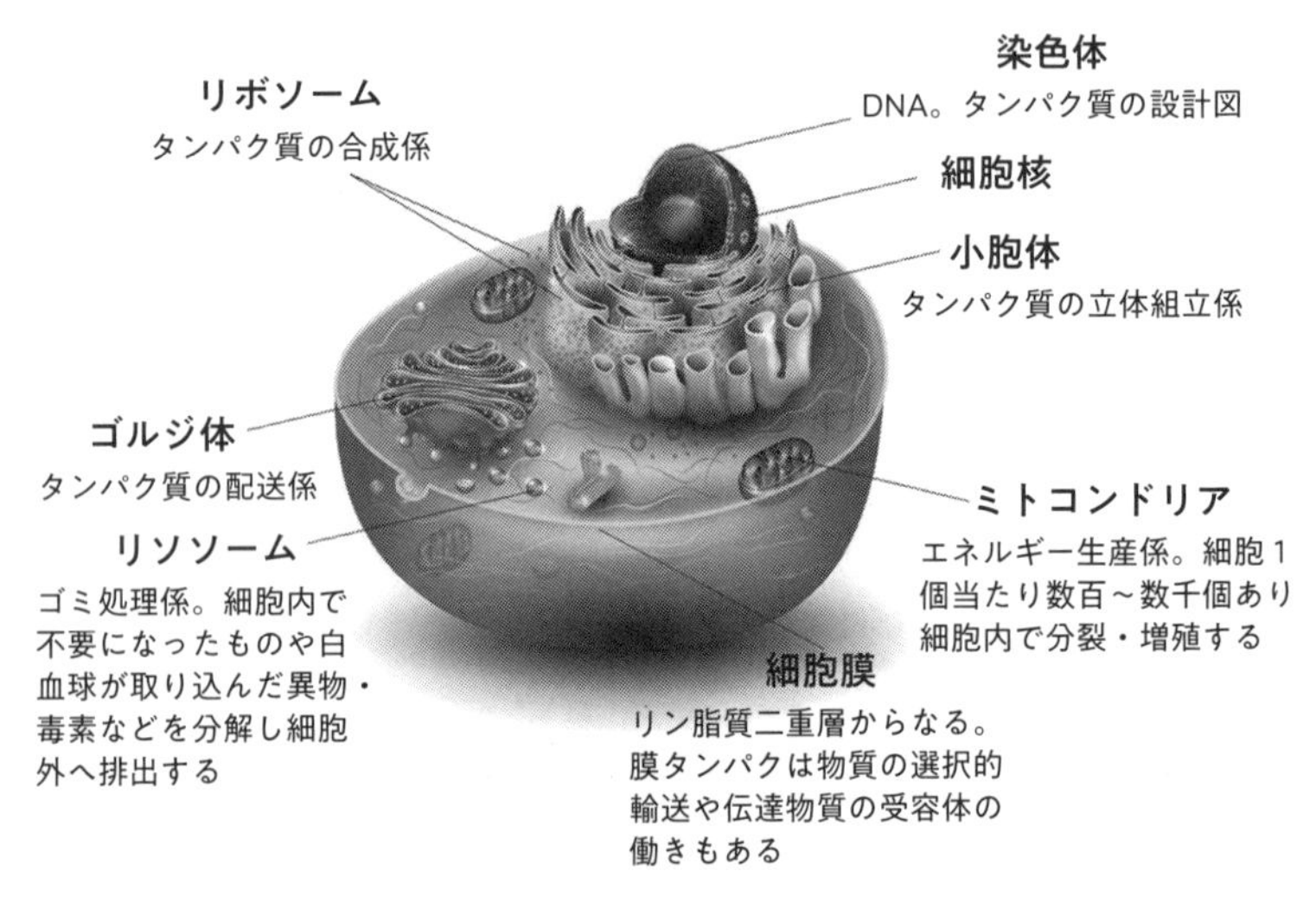

図１Ａ　細胞の構造と細胞小器官の役割

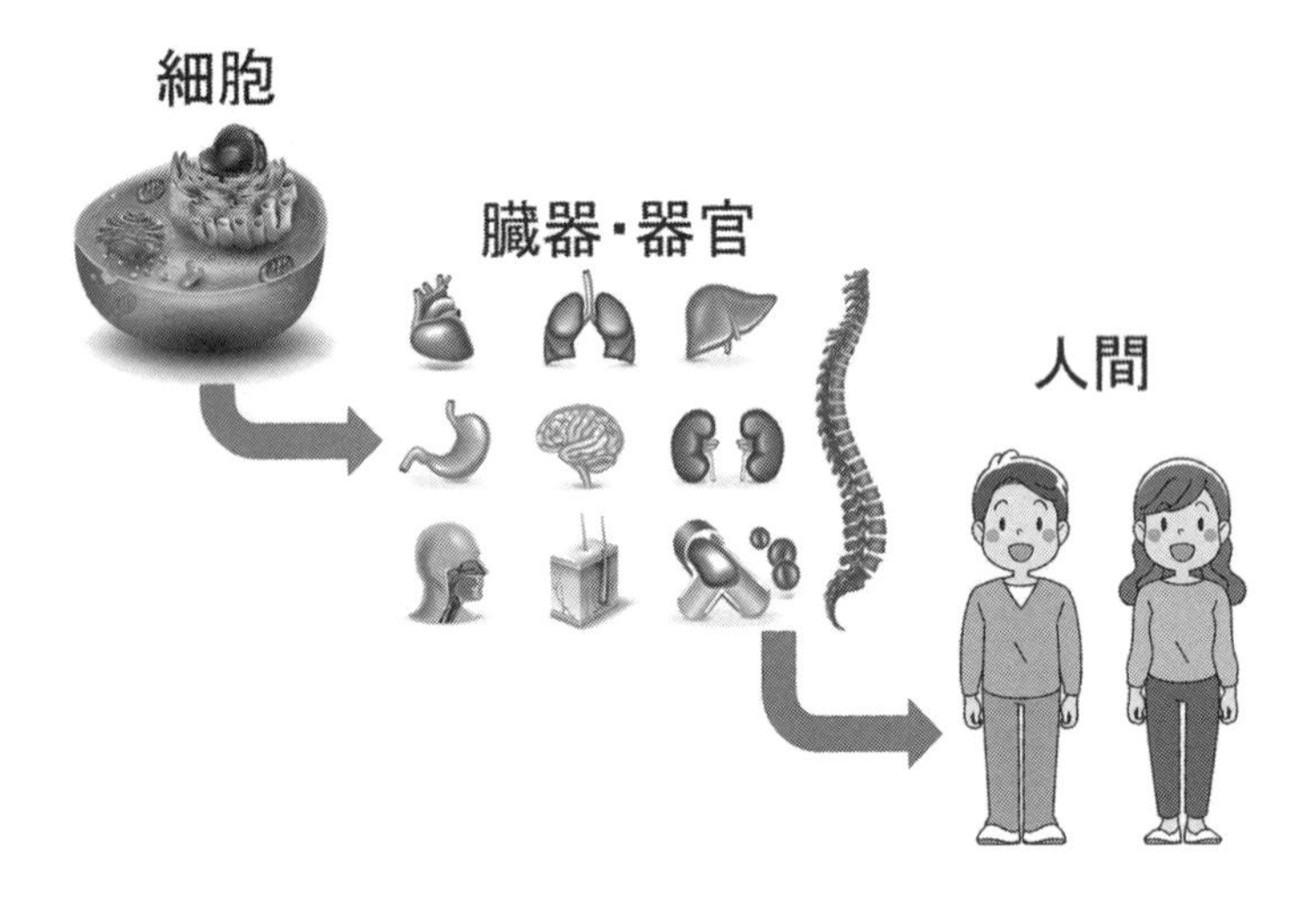

図１Ｂ　人間の体は何十兆個もの細胞で成り立っている

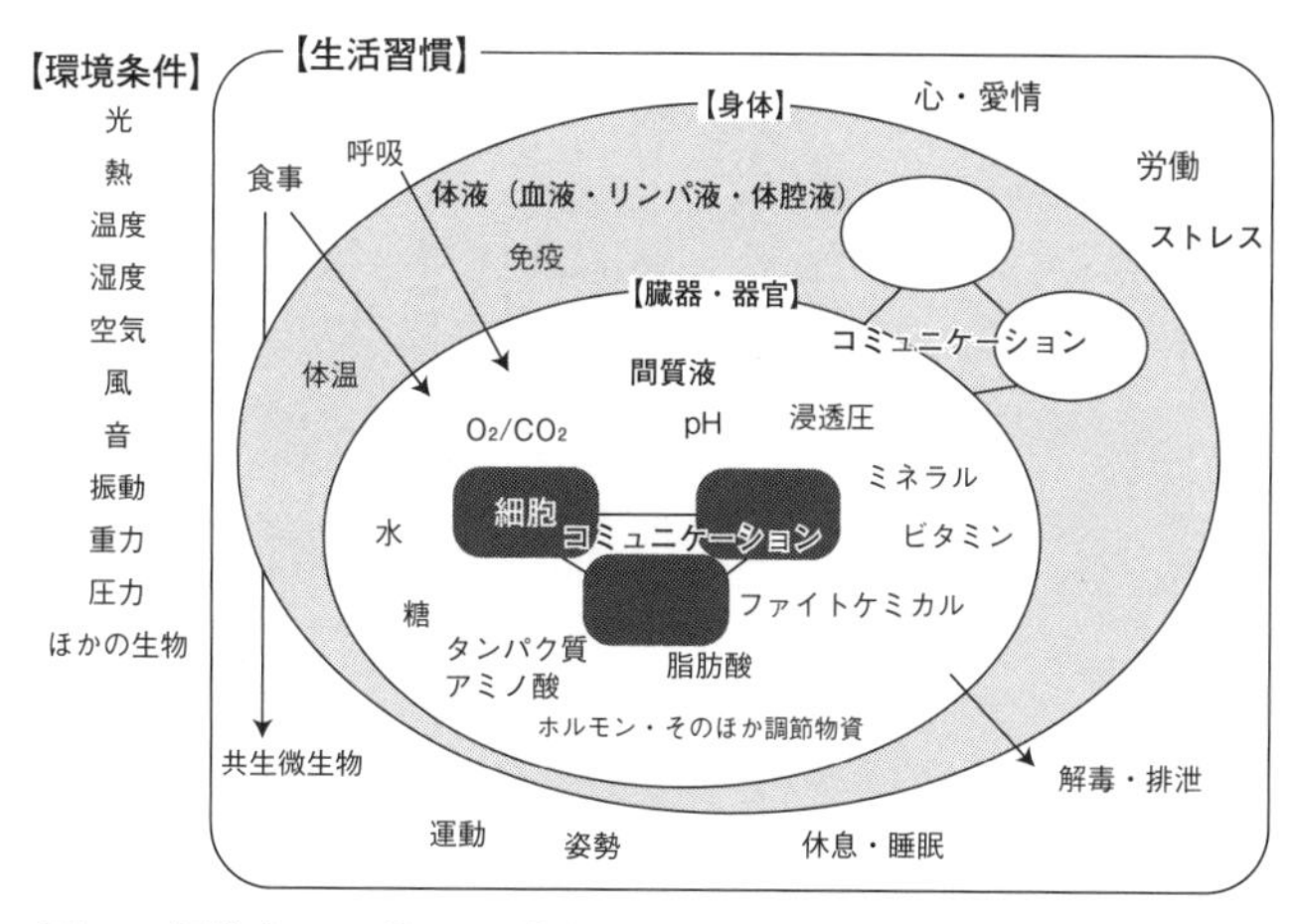

図2　細胞をとり巻く環境要因

のせいで医師任せになったり、薬の処方さえしてもらえばいいと思ったりしているように思います。

私たち人間の本来の役目は、そんな細胞たちが活動しやすいように「環境」を整えることです。体のどの部位を構成する細胞であっても、快適だと思う環境や不快に感じる環境は共通しています。環境さえ整えれば、それぞれの細胞がそれぞれの役割の中で、最善の働きをしてくれるのです。こうした考え方に基づくのが「細胞環境デザイン学」です（※細胞環境デザイン学は杏林予防医学研究所の登録商標です（登録商標　第5598652号、第5602723号、第5634176号））。

では、細胞の環境をデザインするとは、いったいどういう意味でしょうか？「そもそも、細胞の環境って何のこと⁉　環境を整えるって、いったいどうやって⁉」と思われるかもしれません。

図2は、そんな細胞環境の概念を表したものです。

おそらく、皆さんが想像する以上に、ありとあらゆる物質や要素、条件などに取り囲まれながら細胞の活動が成り立っているということを感じ取っていただけるのではないかと思います。

細胞の環境に影響を及ぼすのは、食事の内容であったり、運動であったりします。細胞同士のコミュニケーションも、細胞環境を形づくる立派な要素のひとつです。さらには、心のあり方なども、細胞の環境に大きく影響します。食習慣や生活習慣は言うまでもなく、光や熱、温度や湿度、空気や風、音や振動、さらにはほかの動物や植物、微生物との関係性なども、細胞を取り巻く環境要因です。このように、何十兆個もある細胞一つひとつの環境を整え、デザインし、良好な状態にしていくためには、全身の細胞に何らかの影響を及ぼす、ありとあらゆる要素に気を配る必要があるのです。

なんだか小難しい話になってきたなあと思われるかもしれません。でも、どうぞご安心ください！　細胞の環境をデザインするための「9つのメソッド」（**図3**）があります。第3章（110ページ）で改めて解説しますが、これらのメソッドを忠実に実践しながら細胞の環境を整えていけば、心と体はどんどん元気になっていきます。まずは、細胞の環境をデザインするという考え方を知っておいてください。

細胞環境デザイン学に基づく「9つのメソッド」

栄養
(Nutrition)
運動
(Exercise)
水
(Water)
日光
(Sunlight)
音
(Sound)
節制・断食
(Temperance)
空気
(Air)
休息
(Rest)
信仰・氣
(Trust)

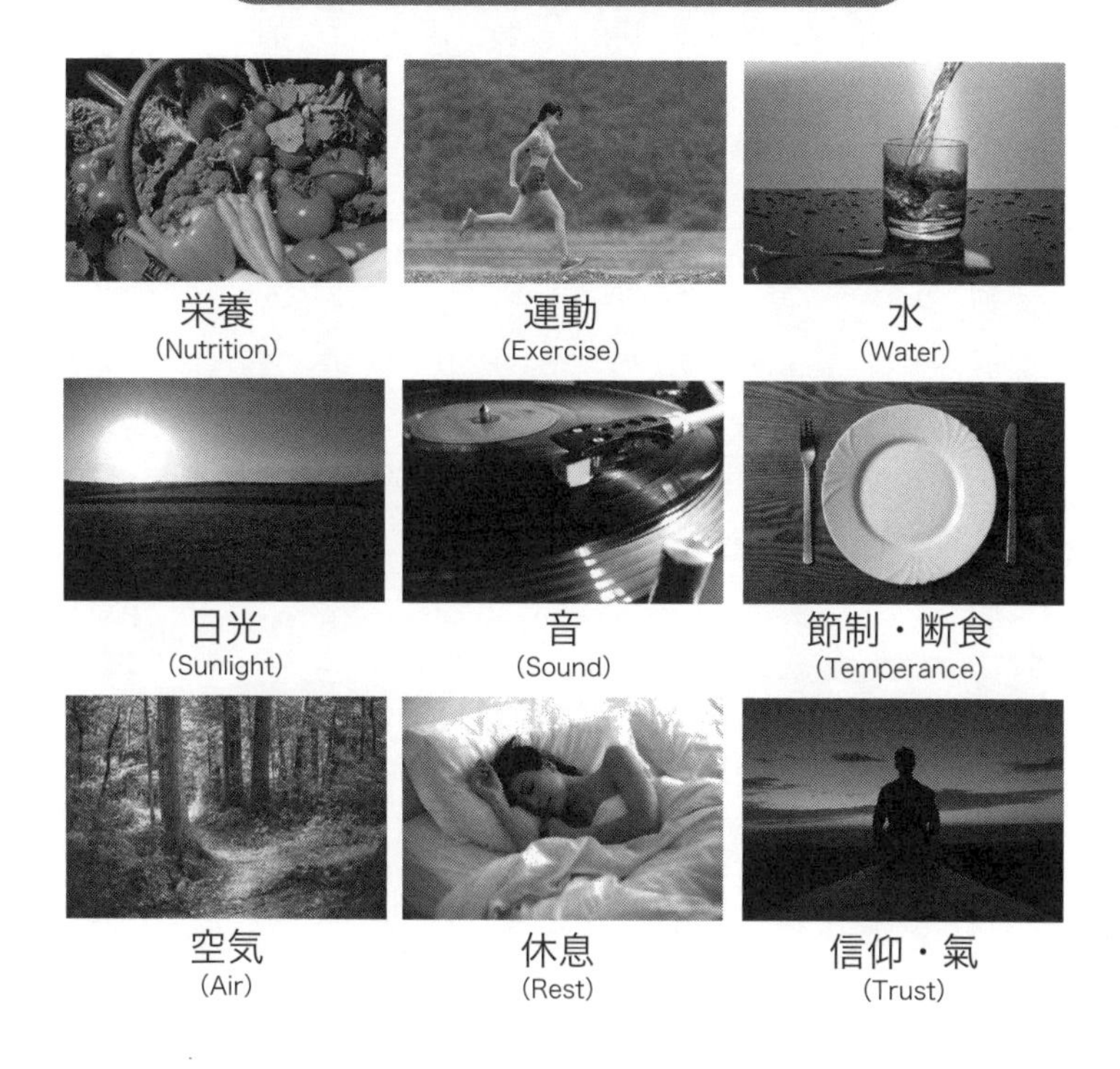

図3　9つのメソッド

医師から見た「現代医療」の弱点と限界

皆さんは、風邪気味なら内科、目の不調なら眼科、耳や鼻の調子が悪い場合は耳鼻咽喉科、ひざや腰が痛いときは整形外科、肌のトラブルは皮膚科など、症状の種類や体の部位に応じて、それぞれの診療科目の病院を訪れ、各専門医の診察を受けることでしょう。そして、例えば皮膚のトラブルとひざの痛みを同時に抱えていても、それぞれを別の病院で診てもらおうと思うはずです。仮に、この人が皮膚科でひざの不調を訴えても「それは整形外科で尋ねてください」と言われるケースも少なくないでしょう。言われた本人も「そりゃそうですよね」などと軽く受け流してしまうかもしれません。

でもこの人の場合、皮膚のトラブルとひざの痛みが「乾癬（かんせん）」という共通の病気から発生している可能性があります。また、たとえ別の病気であったとしても、症状の両方に「慢性炎症」という共通の背景が強く疑われます。

また、ある知人からはこんなエピソードを聞いたこともあります。

知人のおばあさんは夜間頻尿に悩んでいました。尿意のせいで最終的には1時間ごとに目が覚めてしまい、そのたびにトイレに行くということを繰り返していて、もう何か月も寝不足が続いていたそうです。かかりつけの往診の医師（循環器内科）に相談しても、「年だから頻尿はしょうがない」「運動不足だから眠りが浅くなるのだろう」ということでした。

数日後、そのおばあさんは家の中で意識を失って倒れているのが見つかりました。最初は心不全が疑われましたが、よくよく調べてみたところ、意識を失った直接の原因は尿路感染症だったことが分かりました。尿路感染症を起こしていたからこそ、普段から極端な夜間頻尿になっていたわけです。そのせいで睡眠にも支障をきたしていたわけです。

私はこれらのケースが、現代医療の弱点や限界を端的に表しているように思います。前者のケースでは皮膚のトラブルとひざの痛みの関係性を疑ったり、それぞれの専門医が連携したり情報共有を行ったりすることは、現状の医療にはなかなか期待できません。後者のケースも、循環器内科の専門医は泌尿器系のトラブルに疎く、患者さんの訴えの根底にある健康問題に気づくことができなかったのでしょう。

そんな〝縦割り医療〟のもとで、ただ漠然と薬が処方されれば、全身の細胞の環境がどんどん悪化していき、皮膚の問題もひざの問題も一向に改善しない……といった悪循環に陥ることも、容易に想像できます。頻尿症状を改善する薬や睡眠薬が処方されたりしていれば、おばあさんはもっと深刻な状況に見舞われていたかもしれません。これではまさに本末転倒であるわけですが、残念ながら、このようなケースはおそらく、日本各地で毎日のように発生しているものと考えられます。先ほどご紹介した、研修医時代の私のエピソードも同じです。

慢性炎症を防ぐようなアプローチを行えば、心身のさまざまな健康問題が生じにくくなります。普段から免疫力を高めておけば、さまざまな感染症に対する抵抗力もつきます。感染症にかかったとしても軽症で済むでしょうし、かかったことでさらに免疫力が高まります。

健康に対するこういった捉え方を最も不得意としているのが現代医療です。慣習的な医療が抱える致命的な欠点として、何らかの健康問題の対策を講じる際に、症状が現れている部分しか見ない、そして、その症状を取り除くことしか考えない……といった点が挙げられます。

こうした「対症療法」に終始していては、いつまでたっても根本要因の解決につながりません。それに、現代医療で処方される薬の大半は、健康問題の根本要因を解決するものではない上に、特定の部位だけでなく、体のあらゆる部位を構成する細胞の環境にダメージをもたらし、結果として新たな健康問題を生み出してしまいます。そんな副作用を減らそうと、また別の薬が処方され、細胞環境はさらに悪化する——。悪循環とはまさにこのことです。

医師だからこそ分かる、細胞環境デザイン学のすごさ

これとは対照的に、細胞環境デザイン学に基づくアプローチは、全身の細胞にプラスに働きかけ、特定の部位に表れている健康問題を根本的解決に導くだけでなく、そのついでに体のほかの部位の健康も維持・増進してくれるという、嬉しい「副作用」もあります。仮に効果が目に見えなくても、実践することに大きな意味があります。細胞の環境は確実に改善に向かっているからです。心身への負担などともほとんど無縁なので、現代医療とは何もかもがまさに正反対です。

細胞というミクロの視点から、心と体の両面をマクロに捉えるという細胞環境デザイン学の存在意義は、一人の医師としても本当にすごいと思います。細胞のことを知れば知るほど、細胞の仕組みって本当に緻密にできているなあと驚嘆しますし、細胞がいかに合理的に生命活動を行っているかということにも、ことあるごとに気づかされます。

そんな細胞たちをつくったのはいったい誰でしょうか？　少なくとも、私たち人間ではないことは確かです。人類が誕生したのは数十万年前、生命（細胞）が誕生したのは数十億年前。そうである限り、人間があれこれ考えるより細胞に任せたほうが、絶対にいいと思いませんか？

細胞環境デザイン学を学べる〝世界で唯一の学校〟が「杏林アカデミー」です。２０１３年に開校し、２０２３年にはめでたく10周年を迎えることができました。

これまでに、全国各地から数多くの方々が杏林アカデミーの講座を受講してくださっているのですが、そこには医師をはじめとする医療従事者の方々もたくさんいらっしゃいます。いずれも、現代医療に少なからず疑問を感じ、現状を何とか打開できないかと模索される中で細胞環境デザイン学にたどり着かれた、同志の皆さんです。

日本の医療を支える方々が、細胞環境デザイン学を学びに、京都まで遠路はるばる来られるのです。講座を修了し、資格試験に合格された方々は、「杏林アカデミー認定医／認定講師」として、それぞれのフィールドで活躍しておられます。杏林アカデミーで得られた知識やノウハウを、患者さんたちにさまざまな形で還元されています。これぞまさに、細胞環境デザイン学が唯一無二の存在であることを物語っていると思いますし、杏林アカデミーの運営の一端を担ってきた私自身も誇りに感じています。

同時に、受講者の皆さんにはいつも感謝の気持ちでいっぱいですし、日本の医療もまだまだ捨てたもんじゃない！と、とても心強くも思っています。

分かって食べるのと、知らずに食べるのとでは大違い

細胞環境デザイン学に基づく「9つのメソッド」の筆頭が「栄養」（Nutrition）です。

私たちの体は食べたものでできています。より正確には、吸収されたものでできています。何を食べるか、食べないかの取捨選択は、全身の細胞の環境を大きく左右します。

今の世の中は、普通に食べているだけでも病気になる時代です。みんなが食べているからといって安心・安全だとは言い切れません。むしろ、食べないほうがいいものや飲まないほうがいいものであふれかえっています。取捨選択がとても重要なんです！

とはいえ、そのような意識を日々の生活に落とし込むのはなかなか困難です。まさに「言うは易し行うは難し」です。なので、「**何がどう悪いかを知った上でとる**」ことを私は提案します。

例えば、タバコが体に悪いことは誰でも知っていますが、それでも吸いたいという人はいます。

タバコのせいでＣＯＰＤ（慢性閉塞性肺疾患）になっている患者さんを診察していると、中には

てきます。

「自分は早く死んでもいいからタバコが吸いたいんだ」と訴えてくる人もいます。それはその人の生き方なり価値観なので私は許容しているのですが、いざ毎日の食生活となると、話は少し変わってきます。

なぜなら、世間では体にいい／そんなに悪いものではないと思われているけれど、実は健康を害する要因をはらんでいて、その害が十分に知られていないというものが、現代社会にはたくさんあるからです。そして、このような問題を知らずに口にして、いつの間にか心身の健康を損ねているという人が非常に多いからです。ここがタバコとは違う点です。

だからこそ、そうした情報をきちんと認識した上で、食べたい人は食べる、飲みたい人は飲む。これが、「自分で考えて自分で決める」ということだと思います。

杏林予防医学研究所やJALNIなどで活動していて気になるのは、この「自分で考えて自分で決める」というのができない人、しようとしない人が、とても多いことです。

「○○は、ちょっとくらいは食べてもいいんですよね？」

「週に何回くらいまでだったら問題ないですか？」

「この食べ物／飲み物はOKかNGか、はっきり教えてほしい」

こんな質問を頻繁に受けます。

今の世の中は「タイパ」（タイムパフォーマンス）という言葉に代表されるように、何かにつけて効率重視・結論至上主義というか、物事のプロセスや経緯などが軽視されがちなように思います。

理由や背景、仕組み、関係性などの話はいいから、とにかくそれが最終的にどうなのか、いいのか悪いのかだけ早く知りたい……といった具合です。

もちろん、タイパの考え方を否定するつもりはありません。時と場合によるでしょうし、特に健康のことに関しては、結論（行動）さえ適切であれば、詳しい事情は知らなくても間違った方向に進んでしまうというリスクは低いため、大きな問題にはならないでしょう。でも、毎日の食習慣や生活習慣は、まさに的確で素早い判断が要求される場面の連続です。どうあるべきか、どこまでOK／NGにするか、子どもにはどう伝えたらいいか——。

そんな時、普段から「自分で考えて自分で決める」ことの場数を踏んでいると、知識と経験の積み重ねによって、判断の精度やスピードにどんどん磨きがかかってきます。判断のさじ加減も自然と身についてきます。その結果、ご自身はもちろん、大切な家族や友人、身の回りの人たちの健康にも大いに役立ちます。これって、とても素敵なことだと思いませんか？

この本では、その判断のさじ加減や考え方を皆さんにお伝えしたいと思います。

第2章

細胞環境を整える一日の過ごし方

親として、医師として、一日の過ごし方について考えること

この章では、子ども・両親・祖父母の3世代、家族みんなが細胞から元気になるための食習慣や生活習慣について、一日の生活スケジュールに沿ってお伝えしていきたいと思います。朝はこんな感じで、昼はこんなポイントを意識して、夜はこんな点に気をつけて……という流れで、時間帯ごとに注目することで、皆さんにもイメージしてもらいやすく、毎日の生活にとり入れてもらいやすいのではないかと思います。

もちろん、各世代によって優先したいことや重視すべきことは違ってきますし、ご家庭のさまざまな事情もあるでしょうから、ここで紹介する内容をすべて実践するのはあまりに困難・非現実的だという方もいらっしゃるかもしれません。

私自身、3人の子どもを持つ母親として、特に子どもたちに対し、普段の生活で理想を形にするのがいかに困難なことかを日々痛感しています。子どもたちはなかなか思うように食べてはくれませんし、我が家は共働きのため、食事のために費やせる時間や労力がどうしても限られます。生活習慣についても同様です。

そのため、皆さんにはできることから試していただき、ひとつでも多く、どんどん真似してもらえればと思っています。「もっとこういうふうにしたほうがいいかも」「ウチならむしろこっちかな」など、アレンジも大歓迎です！

我が家では総じて、肩ひじを張りすぎることなく、「ハレの日」（非日常）と「ケの日」（日常）という位置付けやバランス感覚を大切にしています。1年365日のうち、年中行事や誕生日、何かの記念日など特別な日くらいは、好きなものを食べたり羽目を外したりしてもいいんじゃないか。ただしそれ以外の日は、健康のことを第一に考えて生活しよう――。理想のハードルが高すぎるからとあきらめて、いっさい行動に移さないというのではなく、理想を頭に入れつつ、できることから実践する。我が家はいつもこんなスタンスです。

一方で、杏林予防医学研究所の研究員かつ医師の立場として、全身の細胞環境を整えるために何をすべきかについて、一日の過ごし方の中で「これは絶対に外せない」という、基本中の基本といえるポイントがあるので、まず紹介したいと思います。

最初に、一日を通じての食の基本ポイント、【①良い油】【②マグネシウム】【③腸内環境】について、しっかり押さえておきましょう。ほかにも大切なポイントはたくさんありますが、これらの3つを常に頭に入れながら一日を過ごしていれば、ほかのポイントも自ずとカバーでき、おおむね良好な食生活を送ることができると思います。

食の基本ポイント① 良い油

とにかく「良い油」をしっかりとろう！

まずは、1つめのポイント「良い油」についてです。

子どもたちが賢く元気に育ってほしい、家族みんなが健康でいてほしいと願うのは、もちろん私も皆さんと同じです。そのために、とても重要かつ有効な方法として、とにもかくにも「良い油をとる」ことを強くおすすめします。

ところで、皆さんのご家庭では油をどのように使っていますか？ 炒め物や揚げ物に使ったり、サラダのドレッシングにしたりというのが一般的でしょうか。

実は私は、直接、ゴクゴクと油を飲むことがあります！

びっくりされるかもしれませんが、どんな油でも見境なしにゴクゴクというわけではなく、あくまでも「亜麻仁油限定」の話です。

亜麻仁油が体にいいということは、世間でもだいぶよく知られるようになってきたかと思います。不足しがちなオメガ3脂肪酸を豊富に含む、数少ない貴重な油の代表格です。青魚に豊富なＤＨＡやＥＰＡもオメガ3脂肪酸の仲間ですが、亜麻仁油にはα‐リノレン酸という植物性オメガ3脂肪酸が豊富で、DHAやEPAにはない、α-リノレン酸特有の健康効果も示されています。また、亜麻仁油は油なのに、中性脂肪を低下させることも分かっているのです。「魚を食べておけばいいんじゃないの？」という方にこそ、ぜひとも亜麻仁油も積極的にとり入れていただきたいと思います。

ただし亜麻仁油は熱に弱く、加熱調理には不向きなので注意してください。我が家ではサラダや納豆などにたっぷりかけてとるようにしていますが、「最近ちょっとオメガ3脂肪酸が足りていないかな……」と感じるときは、そのまま飲んでしまいます。

我が家では子どもたちも、亜麻仁油をジュース感覚で飲むこともあります。離乳食にも亜麻仁油を少しずつ混ぜて食べさせていましたので、子どもたちの亜麻仁油歴はすでに相当なものです。

そんな子どもたちの記憶力には何度も驚かされています。例えば、学校で課題として出された百人一首を短期間ですらすらと覚えていきました。同じクラスのママ友からも「どうやって覚えさせたの？」と聞かれるほどでしたが、家では特別なことはしていませんでしたし、「覚えなさい！」と無理強いしたこともなく、本人が自然に吸収していったような印象です。これは亜麻仁油の効果だと感じています。

子どもの脳は3歳までに、大人の脳の重さの60％ほどになり、6歳までには90％に達するといわれています。そして私たち人間の脳は、約6割が油でできていて、**毎日の食事でとった油の質が、そのまま脳の質を決定づけると言っても過言ではありません**。そのため、6歳くらいまでに特に集中して良い油を与えるようにすれば、その後の子どもの成長に多大なメリットをもたらします。大げさな話ではなく、油の良しあしで子どもの人生が変わるんです！

もちろん、子どもだけでなく私たち大人にも非常に重要。そして脳だけでなく全身の健康にも、油の良しあしが重要なカギとなります。

私たちの体は何十兆個という数の細胞が集まってできていて、その一つひとつがリン脂質という油の膜で包まれています。また、細胞の中で働いているミトコンドリアなどの小器官も、やはり同じような油の膜で包まれています。こうした細胞の内外にある膜は、食事から得た油（脂肪酸）が主な材料になっていて、その膜にオメガ3脂肪酸が十分に存在することで、初めて細胞が正しく機能するのです。

何十兆個もの細胞が正しく働き、私たちの心と体の健康を保つためには、**「良い油をとり、悪い油を徹底的に避ける」ことが基本中の基本です。**こうして口で言うのは簡単ですが、意外と難しい。できていない人のほうが多い印象です。オメガ3脂肪酸をとることはとても重要ではあるものの、残念ながらそれだけでは不十分。**とるべき油をしっかりとり、とらなくてもいい油を減らし、とってはいけない油をできる限り避ける**という、トータルパッケージでの油のとり方が非常に大切です。

知世流「油のとり方」と「良い油の選び方」の極意

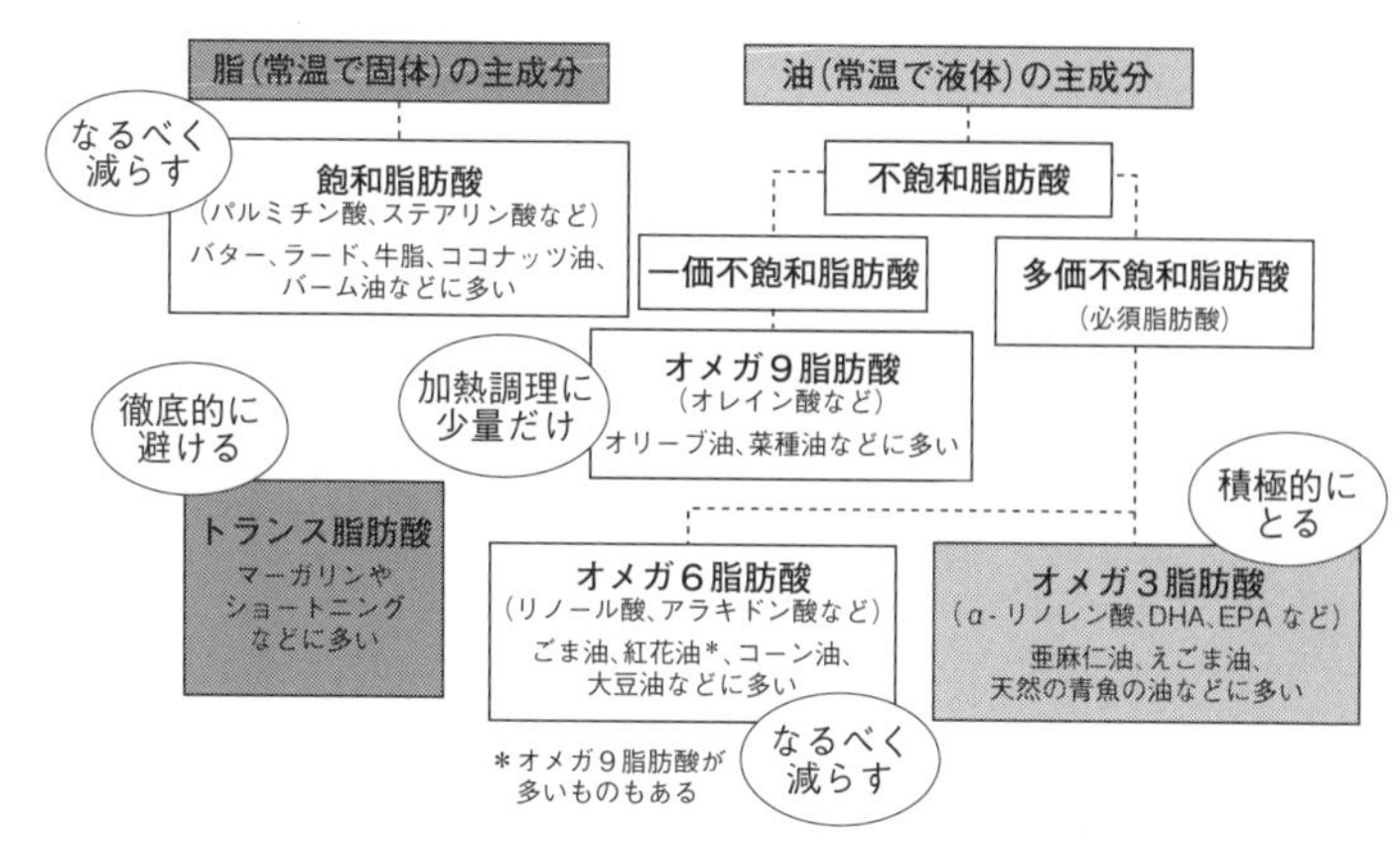

図4　脂肪酸の種類

ここで、油のとり方に役立つ脂肪酸の分類図を紹介しておきましょう（**図4**）。

「積極的にとる」となっているのは、亜麻仁油やえごま油、青魚の油だけ。それ以外は「なるべく減らす」「加熱調理に少量だけ」「徹底的に避ける」となっています（なお、トランス脂肪酸の問題については87ページ以降で詳しく説明します）。なぜなら、オメガ3脂肪酸は唯一不足しがちであるのに対し、それ以外はすべて、とりすぎや悪影響のリスクが大きいからです。

それに、オメガ3脂肪酸の摂取源となる亜麻仁油やえごま油、青魚は、オメガ3脂肪酸が100％というわけではありません。それ以外の脂肪酸も含まれています。そのため、極端な言い方をすると、**「油は亜麻仁油しか使わない」という食生活でも何ら問題ありません。**そのくらい、オメガ3脂肪酸だけが断トツで足りていないのだと思っておいてください。

さて、「油のとり方」をふまえた上で、次に「良い油の選び方」を伝授します。次の3つはどんな油にも共通する基本ポイントですので、ぜひ参考にしてください。

❶残留農薬の心配がない

これは、どんな農作物にも言えることではありますが、こと油に関しては特に重要なポイントです。なぜかというと、農薬などの有害物質は油に溶けやすい性質（脂溶性）のものが多いため、油の原料となる植物の種子には、こうした有害物質が濃縮されやすいからです。必ず農薬を用いずに栽培された原料からつくられた油を選ぶようにしましょう。

❷低温圧搾で有機溶剤を使っていない

原料を高い温度で圧搾するほど、効率よく油をつくることができます。このため、市販されている安価な油の大半が高温圧搾によるものなのですが、このプロセスで油が酸化してしまう上に、後述する有害なトランス脂肪酸も発生しやすくなります。また、有機溶剤を使って油がつくられることも多く、この場合は油の中に溶剤が残存してしまう恐れもあります。

「低温圧搾」「コールドプレス」「有機溶剤不使用」などと明記された油なら安心です。

❸遮光容器・小さな容器

どんな油でも、太陽の光（紫外線）や空気にさらされると酸化しやすい（傷みやすい）という弱点があります。そのため、光を遮るような濃い色の容器に入っているものを選ぶようにしましょう。透明の容器に入った油は論外です。また、空気にふれる時間をできるだけ少なくするためにも、小さな容器に入ったものを早めに使い切るようにしましょう。

この3つを満たすだけでもかなり優秀なほうですが、オメガ3脂肪酸の摂取源として亜麻仁油やえごま油を選ぶ場合は、さらに次のような条件を加えるようにしてください。

❹寒いところで栽培された原料

緯度が高く寒さの厳しい場所で育った亜麻やえごまの種子ほど、オメガ3脂肪酸（α-リノレン酸）が多く含まれるようになります。これは、亜麻やえごま自身が凍えてしまわないようにするからです。α-リノレン酸の含有量が脂肪酸全体の6割くらいのものが、良質な亜麻仁油やえごま油の目安になります。容器の表示をよく確かめるようにしましょう。

❺精製されていない（濾過のみ）

これが意外に盲点かもしれません。というのも、低温圧搾で油の酸化や劣化を防いでいても、その後に精製している製品がかなり多く売られているからです。精製（脱臭）によってもトランス脂肪酸が発生しやすくなりますし、精製に使われるさまざまな薬剤も残留しやすくなります。無色透明の油はNG。濃い黄金色が、濾過しただけで精製していない、高品質の亜麻仁油やえごま油の証です。「トランス脂肪酸フリー」などの表記も、ひとつの目安になります。

❻中身の見えない真っ黒な容器

これは❸の「遮光容器」の補足です。α-リノレン酸は光に特に弱いので、容器に詰められた後も、それがたとえ茶色っぽい容器や黒っぽい容器だったとしても、蛍光灯などの照明にさらされると開封前でも品質が低下してしまいます。保管状態や陳列状態も大きく影響してしまうわけです。

このため、透かしてみても中身が見えない、真っ黒の容器に入っている油が理想です。

良い油はコスパ抜群の先行投資になる

このように、オメガ3脂肪酸をとりさえすればいいわけでない上に、どんな亜麻仁油でもいいわけでもありません。油のとり方と選び方の両方を伴っていないと、むしろ逆効果になってしまいます。

こうして油選びを進めていくと、亜麻仁油やえごま油以外のものも含め、質の良い油は総じて値段が張ります。例えば、❶〜❻の条件をすべて満たす高品質の亜麻仁油は、1gで10円以上が相場です。一方、農薬不使用ではなく、低温圧搾でもなく、遮光容器にも入っていない亜麻仁油では、1gあたり5円ほどで売られているので、両者には倍ほどの価格差があります。

さらに、スーパーで安売りしている大きなボトルに入った油は、1gで0・2円にもならないくらい圧倒的に安いのですが、油選びのポイントにはひとつも該当しません。これではもはや、油というより〝工業製品〟です。だからこそ、こんなに安く大量生産できるのです。そんな油を家で使うなんて、子どもたちに食べさせるなんて、恐ろしくなってきませんか？

そもそも、油というものはとても貴重な食品で、簡単にたくさんつくられるものではありません。本来は大量の原料から少ししかとれないものなので、「値段が高くて当然」です。だからこそ、高品質なものを適量だけ用いるというのが、本来あるべき油のとり方だと思います。細胞の環境が整う油のとり方とも言えるでしょう。

我が家では、亜麻仁油1瓶を1か月ほどで使い切ります。一番のおすすめは納豆×亜麻仁油。納豆に混ぜるとトローっとして、甘みも出ておいしくなるので、子どもたちにも好評です。もちろん、❶〜❻の条件をすべて満たした亜麻仁油です。月に数千円で、子どもたちが賢くなり、家族が元気になるのなら、これほどコスパ抜群の先行投資はないと私は思っています。

ちなみに加熱調理には良質なオリーブ油がおすすめです。我が家でも愛用しています。先ほどの脂肪酸の分類図では「オメガ9脂肪酸」（オレイン酸）が豊富に含まれていて、加熱調理に適しています。良質なものが手に入りやすいのも、オリーブ油の大きな利点です。

どんな油を、どのようにとるか——。家族の皆さんの健康を守るために、油の取捨選択にはとりわけ細心の注意を払うようにしましょう。

食の基本ポイント②　マグネシウム

現代人はマグネシウムも足りてません！

２つ目のポイントは「マグネシウム」です。

私の父は何かにつけてマグネシウムの重要性を繰り返し主張していますが、栄養のことを学べば学ぶほど、そしてミネラルのことを知れば知るほど、マグネシウムほど重要な栄養素はないと、私自身もつくづく実感する日々です。

マグネシウムは、体内でエネルギーをつくり出すのにも、そのエネルギーを利用するのにも欠かせないミネラルです。食べ物から得たタンパク質・脂質・糖質という三大栄養素を、体の中で適切に利用するためにも不可欠で、マグネシウムのサポートなしには、カルシウムも正しく働くことができません。細胞の中で行われている化学反応にはさまざまな種類の「酵素」がかかわっていますが、マグネシウムはなんと３００種類以上もの酵素を活性化させるといわれていて、まさに獅子奮迅の活躍ぶりです。

その一方で、現代の食生活ではマグネシウムが十分にとれていません。それに、ストレスや睡眠不足でマグネシウムの排泄量が増えるため、マグネシウムを急激に失います。このダブルパンチのせいで、私たちはいとも簡単にマグネシウム不足に陥りやすいのです。

第3章でもお話ししますが、**老若男女すべての人が見舞われている、心と体のさまざまな健康問題は、いずれもマグネシウムが足りていないことが根本要因だと言っても過言ではありません。**逆に言えば、マグネシウムをしっかりとっていれば、あらゆる健康問題を防ぐことができますし、改善することもできます。「それはさすがに大げさじゃないの⁉」と思われるかもしれませんが、本当にそのくらい「マグネシウムほど重要な栄養素はない」んです！

では、なぜ現代の食生活ではマグネシウムが十分にとれていないのかというと、端的に言えば「和食離れ」が大きな原因です。

日本古来の和食は、マグネシウムを豊富に含んだ玄米や豆類、野菜が中心の、理想的な食事でした。しかし現代は、豆や野菜の摂取量が少なくなっていることに加えて、化学肥料に頼った痩せた土地で栽培されることが多いため、農作物自体に含まれるマグネシウムの量が全体的に減ってしまっています。そのため、昔と同じ量の野菜を食べたとしても、残念ながらそこから得られるマグネシウムは少なくなっているのです。

そこへ拍車をかけるのが「精米」の問題です。近年の健康志向で玄米が見直されてきてはいるものの、白いご飯が定番というご家庭のほうがまだまだ多いのではないでしょうか？　マグネシウムは、精米するときに取り除かれてしまう糠や胚芽のほうに多く含まれているので、白米にはほとんど含まれません。実際、玄米ご飯１００ｇには50㎎弱のマグネシウムが含まれていますが、白米のご飯だとわずか7mgほど。実に7倍もの差があります。

ちなみにこれは、パンや麺類も同じです。真っ白な精白小麦粉を使ったものが大半でしょう。やはり、小麦の場合も精製のプロセスでマグネシウムの豊富なふすまや胚芽が取り除かれてしまいます。栄養のことを考えるのであれば、未精製の玄米と同じように、玄麦や玄そばの全粒粉を使ったものを選ぶようにしましょう。とはいえ、主食は玄米ご飯を基本にするのがベストです。

玄米の風味や食感が苦手だという方は、まずは白米と混ぜて炊飯してみてください。あるいは、玄米を炊く時に塩と酒を少しだけ足してみてください。うまみと甘みがアップして、そのまま炊飯するよりもおいしい玄米ご飯になります。また、液体タイプのマグネシウム（56ページ参照）を加えて炊飯すると、さらに高マグネシウムの玄米ご飯の出来上がりです！

マグネシウム不足に拍車をかけるハンバーガーセット

マグネシウム不足による悪影響は、成長期の子どもにとっては特に深刻です。一緒についてくるおもちゃ欲しさに、ハンバーガーセットなどのファストフードを毎週のように食べるというお子さんの話を身近で聞くことがありますが、とても心配です。また、休日ともなればハンバーガーショップに家族連れが押し寄せている光景もよく見かけます。そのたびに、何ともやるせない気持ちになります。

なぜかというと、ハンバーガーセットにはそもそもマグネシウムがほとんど含まれていない上に、さまざまな要素がマグネシウム不足に拍車をかけるからです。

例えば、こうしたファストフードには「リン酸塩」などの添加物がよく使われています。リン酸塩を多く摂取すると、マグネシウムとリン酸が結合し、本来吸収されるはずのマグネシウムが一緒に体外に排出されてしまいます。また、このようなセットにはコーラなどの清涼飲料水がつきものですが、砂糖が大量に入った清涼飲料水を飲むと、この砂糖をエネルギーに変えるためにマグネシウムが大量消費されます。ハンバーガーセットにはマグネシウムがほとんど含まれていませんから、体内のマグネシウムを使うしかありません。

しかも、ファストフードには悪名高き「トランス脂肪酸」のリスクもついて回ります。体内に取り込まれたトランス脂肪酸を処理するときにも、マグネシウムなどの栄養素が余計に必要になるといわれています。つまり、ハンバーガーセットを頻繁に食べると、マグネシウムをまったくと言っていいほど摂取できない上に、体内の貴重なマグネシウムを浪費するばかりになってしまいます。

マグネシウムの重要な働きのひとつに「リラックス効果」があります。天然のトランキライザー（精神安定剤）という異名を持つほどで、脳の神経伝達をスムーズにして集中力も高めてくれます。ところがこのようなファストフードばかり食べていては、マグネシウムがずっと足りない状態ですから、心が安定するはずがありません。お子さんの友達付き合いや学校生活にも支障をきたすことでしょう。保護者もしかりです。家庭や職場に影響が出ていないかどうか……。だからこそ、私はとてもとても心配なのです！

アスリートの食をサポートしている、とある企業の管理栄養士が、ファストフード店でのメニューの選び方として「チーズバーガーなら糖質とタンパク質、カルシウムもとれるからおすすめ」などと言っているのを見て、心底がっかりしたことがあります。栄養学の国家資格を持っている人でも、ファストフードの問題を指摘できないし、マグネシウム不足の問題も警告できないなんて……。レベルの高い管理栄養士もちゃんといることを知っているだけに、本当に悲しくなります。

ちなみに我が家では、お友達と遊びに行った先でのフードコートなどではハレの日と考えて、やむを得ずファストフードを与えることもあります。頻度が高くならないように意識しながら、その時にはマグネシウムをしっかり補給させるようにしています。

この本を読んでくださった皆さんはマグネシウムを積極的に摂取して、家族みんなで心と体を元気にしてくださいね！

食の基本ポイント③ 腸内環境

菌たちを悪者扱いせず、ともに仲良く暮らそう

基本ポイントの3つめは「腸内環境」です。

新型コロナウイルスに振り回されたこの数年、世間ではこれまで以上に「除菌」や「抗菌」がもてはやされ、ありとあらゆる菌やウイルスが悪者扱いされているように思います。実際に、アフターコロナの現在も、除菌グッズや抗菌グッズが手放せないという方も多いのではないでしょうか？

しかし、私たちは菌と無縁の生活を送ることができません。なぜなら、そもそも私たちの体には8000兆個もの菌が住みついていて、これらの菌と共生関係にあるからです。中でも腸内細菌はその代表格です。

お腹の中の赤ちゃんは、ほぼ無菌状態だといわれています。分娩時に産道を通る途中でお母さんの常在菌を受け継ぎ、誕生後は口にするものや触るものなどから、さまざまな菌が赤ちゃんの体に定着していきます。生後10か月～2歳くらいまでにどれだけの菌と接触したかで腸内細菌の生態系（腸内フローラ）が形成され、この期間にたくさんの菌に触れた赤ちゃんほど免疫力が高いことも

知られています。そのため、除菌グッズや抗菌グッズに依存したような生活は、こうした菌との接触のチャンスを奪ってしまうことになり、結果的にはむしろ病気のもとをつくっているとも言えるのです。

腸内環境や腸内細菌というと、腸の健康ばかりが注目されがちではないかと思いますが、例えば腸の働きは脳の働きとも密接につながっていて、いわゆる「腸脳相関」として知られています。腸が健康であれば脳の働きに好影響を及ぼしたり、逆に脳の健康状態が腸の働きを大きく左右したりしています。こうした腸脳相関がプラスの面だけならよいのですが、例えば腸内環境が悪ければ脳の不健康につながりますし、ネガティブな思考や感情が腸の健康状態を低下させたりもしてしまいます。そしてそこには、腸内フローラも深く関与しているのです。

さらには、**腸の健康状態は全身の健康をも決定づけます**。腸内細菌は私たちの体の免疫システムにも大きく貢献しているため、腸内フローラの多様性が豊かであれば心と体が健康に保たれます。このように、腸内細菌は私たちの健康に不可欠な存在なのです。

だからこそ、私たちの生活環境中の菌を悪者扱いすべきではありません。もちろん、中には私たちの健康を害するような病原菌もいますし、免疫力が低下している人は感染症が命取りになる場合もありますが、基本的には「あらゆる菌と仲良く暮らす」というスタンスがよいと私は考えています。そうすることで腸内フローラの多様性が高まり、ひいては免疫力もアップするので、病原菌に対抗する力も十分に高められるはずだからです。

腸内細菌をはじめとする常在菌たちも、もともとは環境中の菌が由来だということを常に認識し、「環境中の菌と常在菌は別物だ」などと考えないようにしましょう。あくまでも延長線上の存在なのだということです。また、「菌と仲良く暮らす」というスタンスは、腸内細菌以外の全身の常在菌のことを考える上でもとても大切です。

ちなみに環境中の菌は、土の中に住んでいるものが大半です。そのため、できるだけ土に触れる生活が重要になります。我が家では、子どもたちをいつも泥んこになって遊ばせています。夫の実家がれんこん農家なので、子どもたちは帰省のたびに大騒ぎしながら泥と戯れています。子どもたちと一緒に田植え体験や収穫体験に参加するのも、毎年の恒例になっています。

大人の場合は、子どもと一緒に庭いじりや家庭菜園をしたり、土のついた野菜を食べるようにしたりするのがよいでしょう。プランターでの野菜づくりが、皮膚の常在菌や腸内フローラの多様性を高め、免疫力アップに貢献するという研究結果も報告されています。ただしその場合は、微生物が豊富な〝本物の土〟（堆肥）を使うことがポイントです。

時には自然豊かな場所を訪れて、キャンプなどで一日を過ごすのもおすすめです。昆虫採集や川遊び、磯遊びなども、環境中の菌と仲良く暮らすのに役立ちます。

可能であれば、ペットを飼育するのもよいでしょう。子どもの食物アレルギー軽減、子どもの喘息リスク減、子どものアレルギーや肥満のリスク減など、動物の常在菌との接触が子どもたちの健康に大きなメリットになることが数多く報告されています。

これからは、腸内細菌のために食べませんか？

現代人の腸内環境は乱れに乱れています。それだけ、腸内フローラに悪影響をもたらすような要因に満ちあふれているということです。前述のような、除菌グッズや抗菌グッズへの依存をはじめとする過度の清潔志向などは、その典型例です。

医師の立場からすると、抗生物質（抗菌薬）の安易な使用傾向も非常に気になります。軽い風邪でも「抗生物質を出してほしい」と申し出てくる患者さんがかなり多いのですが、風邪の大半は菌ではなくウイルスが病原体であるため、そもそも抗菌薬が役に立ちません。それに、抗菌薬を多用すると腸内細菌がダメージを受け、腸内環境を一気に悪化させてしまいかねません。全身の常在菌もしかり。私たちの体にとっては、まさに「泣きっ面に蜂」といったところです。

ほかにも、ストレスや運動不足といった要因も腸内フローラに悪影響を及ぼしますが、何といっても「食」の問題を見逃すわけにはいきません！

特に、肉類中心の食生活は腸内フローラの単純化（多様性の低下）につながります。実際に、ベジタリアンの腸内フローラのほうが肉食者よりも多様性が高いことも分かっています。そのため、近年流行りの糖質制限も、「肉は好きなだけ食べてＯＫ」などの間違ったやり方だと、腸内フローラにも悪影響を及ぼします。

「腸内細菌と仲良くする食事」として理想的なのは、やっぱり日本の伝統的な和食です！　腸内細

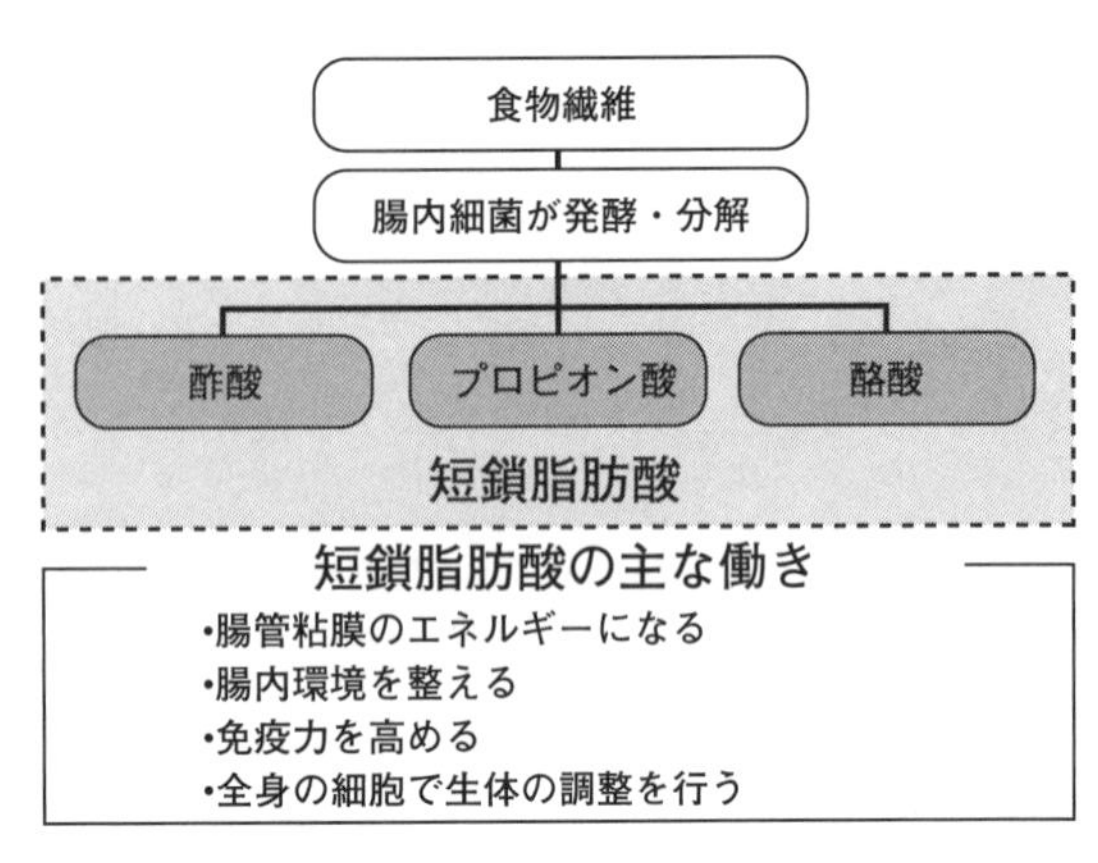

図5　食物繊維をもとに腸内でつくられる短鎖脂肪酸

菌の餌となる食物繊維をたくさんとることができます。
食物繊維が腸の健康によいというのは常識のようになっていますが、それは何も「お通じがよくなるから」という理由だけではありません。**腸内細菌が食物繊維からつくり出す「短鎖脂肪酸」という物質が全身の健康に役立っている**（**図5**）のですが、この物質をつくり出す種類の腸内細菌が多いほど、腸内フローラの多様性も高い傾向がみられるのです。

日本では昔から、「主食」を主要な食物繊維源としてきました。ですので特に、食物繊維を多く含む**全粒穀物（玄米ご飯や雑穀入りご飯）を主食にする**ことをおすすめします。それに加えて**私がおすすめしたいのは「おから」**。大豆由来のタンパク質やミネラル、ビタミンなどはもちろん、食物繊維やオリゴ糖（こちらも腸内細菌の餌になります）を多く含むので、豊かな腸内フローラを構築するのにもってこいの食材です。オリゴ糖といえば、最近では「ケストース」というオリゴ糖にも注目です。

玉ねぎやアスパラガスなどに含まれていて、子どもたちの腸内環境の改善にも大いに役立ちます。

さらに、納豆や味噌、漬物などの日本古来の植物性発酵食品は、これらの食品に触れたり、家で保存したりするのも、環境中の菌と仲良くすることの一環となります。

また、特に腸内細菌については「善玉」「悪玉」などと二分してしまうのもよくありません。腸内に住みついている菌のすべてが重要であって、それぞれの菌同士がお互いに、また私たち人間とも、持ちつ持たれつの関係を築いています。あくまでも腸内フローラ全体を豊かなものにしていくという視点を、常に忘れないようにしてください。毎日の食事は自分のためだけのものではありません。今日からご家族の皆さんで、腸内細菌のために食べるようにしてみませんか？

ちなみに我が家の腸活メソッドは、先ほどもご紹介した「おから」のフル活用です。卯の花（おからの炒り煮）だけでなく、かさ増しの要領で何にでも混ぜて食べています。挽き肉の代わりに細かくたたいたいわしを使った、刻んだれんこんとおから入りのハンバーグは、とてもヘルシーでおすすめです。子どもたちにも大好評ですよ！

「究極の食事」の7つの秘訣
～我が家の食べ方、教えます～

次に知っておいていただきたいのが「究極の食事」です。ずいぶん大げさな表現だなあと思われたかもしれませんが、細胞環境デザイン学の観点から突き詰めていくと、この食事にたどり着きます。全身の細胞たちが諸手を挙げて歓喜する食事なので、老若男女のどなたにも自信を持っておすすめします！

「究極の食事」の7つの秘訣は次のとおりです。

《秘訣1》精製や加工の度合いが低い食べ物を選ぶ

玄米や野菜、果物、種実類など、できるだけそのまま丸ごと食べるようにしましょう。未精製・未加工のものが最善です。加工されていたとしても、例えば豆腐や味噌といった大豆製品のように伝統的な食品を選び、過度に加工されたものは避けるようにしましょう。小麦粉や白砂糖、人工果糖、人工甘味料にも気をつけましょう。

《秘訣2》三大ミネラルの豊富な食品を多くとる

マグネシウム、亜鉛、セレンは、必須ミネラルの中でも特に重要な「**三大ミネラル**」。心身の健康の維持増進に不可欠な存在です。玄米や豆類、種実類などは、これらのミネラルをいずれも豊富に含んでいますし、ほかの必須ミネラルの摂取源としても優秀！　積極的にとるようにしましょう。

《秘訣3》高繊維食品を多くとる

食物繊維が腸だけでなく全身の健康に重要なのは、先ほどもお伝えしたとおりです。腸内細菌が栄養源として利用し、心身の健康に幅広く貢献する短鎖脂肪酸のもとになります。玄米、豆類、野菜や果物、種実類、海藻類、いも類など、《秘訣1》や《秘訣2》に当てはまるものは、すべて食物繊維が豊富な食品でもあります。

《秘訣4》油（脂肪酸）のとり方に注意する

これも先ほどの復習です。「高オメガ3・低オメガ6・低飽和脂肪酸・トランス脂肪酸ゼロ」を常に心がけましょう。不足しがちなオメガ3脂肪酸の豊富な亜麻仁油などを積極的にとることは非常に大切であり、世間でも比較的よく知られるようになってきましたが、まだまだ不十分！　油脂類の取捨選択には細心の注意を払いましょう。

《秘訣5》タンパク質源は動物性を減らし、植物性を増やす

豆類や種実類を意識して食べるようにしながら、牛肉や豚肉、鶏肉、卵などをできるだけ少なくし、牛乳や乳製品を避けるようにしましょう（牛乳や乳製品の問題は77ページ）。タンパク質源を動物性に頼ると、そこに含まれる物質や加熱調理で発生する物質などを通じて、さまざまな健康リスクが高まります。逆に植物性メインにすると、タンパク質以外にも有用な栄養素が豊富です！

《秘訣6》農薬や化学肥料が使われていないものを選ぶ

農薬や化学肥料を使わず、遺伝子組み換え技術なども用いられていない、できる限り自然な方法で栽培された農作物を食べるようにしましょう。農薬などの化学物質は脂溶性のものが多いため、脂質を多く含む玄米や豆類、種実類、植物油などは特に要注意。少なくともこれらの食品は、残留農薬の心配がないものを選ぶようにしてください。なかでもグリホサートの問題（238ページ）は実に脅威です。

《秘訣7》生野菜や植物性発酵食品をフル活用する

加熱調理は、ミネラルの流出やビタミンの破壊、有害物質の発生などのリスクがありますが、生で食べる限りこれらとは無縁。たっぷりの生野菜サラダのほか、大根おろしや長芋、ねぎやしょうが、みょうがなどの薬味、旬の果物を。さらには漬物や納豆、味噌などの植物性発酵食品も意識してとるようにしましょう。発酵微生物の健康効果は絶大です！

玄米ご飯＆具だくさん味噌汁で立派な献立に！

さて、これらの秘訣をすべて満たす食事となると、かなりハードルが高いと感じられるかもしれません。料理があまり得意ではない人からは、「手の込んだ料理を何品もつくらなければいけないんじゃないの……？」「材料を揃えるだけでも大変そう……」などという声も聞こえてきそうです。

でも、ご安心を。玄米ご飯と具だくさん味噌汁さえあれば、それはすでに「究極の食事」の完成といっても過言ではないからです！　あとはお好みで、納豆や焼き海苔、漬物などの「ご飯のお供」を食卓に並べてみてください。

「もう少しお惣菜が欲しいなあ……」という方に、忙しい毎日を送っている人でも簡単に準備できるものを紹介しておきます。まずは、食材を切ったりおろしたりなど、ほんの少し手を加えるだけで用意できるものとしては、冷奴やしらす大根おろし、山芋の短冊、もずく酢など。もう少し手間をかけて、切った食材を和えるなどで用意できるものとしては、サラダや酢の物、浅漬け、塩もみなど。茹でる・蒸すなど短時間の加熱調理で用意できるものとしては、おひたしやごま和え、ナムル、せいろ蒸しなど。時間があるときに常備菜として作り置きしたい場合は、煮豆やひじき煮、筑前煮、卯の花、きんぴら、おでんなど。

これらをうまく組み合わせれば、「究極の食事」がかなりお手軽に準備できるはずです！

ひょっとすると、「メインの料理がないじゃないか!?」と思われたかもしれません。肉料理や魚料理など、どうしても動物性食品が主役のおかずがないと物足りなく感じてしまう人が多いのではないでしょうか。でも、肉料理や魚料理がなくても、何品もつくらなくても、栄養面も食べごたえも十分に満足できるような食事になります。総じて、噛みごたえのあるもの＋汁物の組み合わせで、食事の満足感が高まるように感じます。

とにもかくにも、肩の力を抜いて、まずはできるところから行動に移してみましょう！

「ベースサプリメント」を押さえておこう

食事の次にお話ししたいのがサプリメントについてです。

皆さんはサプリメントに対してどのようなイメージを持っていますか？

「なんとなくよさそうだけど、本当に効くかどうか不安」

「サプリメントで健康被害も出ているのが心配」

「どの栄養素のサプリメントを選べばいいのか分からない」

「食事に気をつけてさえいれば、サプリメントなんてとらなくていいんじゃないの？」

――おそらく、こんな声が聞こえてきそうです。

世間にはさまざまなサプリメントがあふれ返っています。そして残念ながら、市販されているサプリメントの多くは、お世辞にも質がよいとは言えません……。だからこそ「効かない」「とらなくてもいい」などとひとくくりにされがちなのだと思います。

しかし、サプリメントは非常に重要です。なぜなら私たち現代人は、

①農作物に含まれるミネラルやビタミンが昔よりも少なくなっている

②食品の精製加工によってミネラルやビタミンが大幅に失われている

③食品添加物などの有害物質や環境汚染物質がミネラルやビタミンの吸収や働きを阻害している
④ストレスによってもミネラルやビタミンを消耗してしまう
⑤食事の脂肪酸バランスが崩れすぎている

という問題に、誰もが直面しているからです。

ここでは、細胞から元気になるための「ベースサプリメント」を紹介したいと思います。現時点で健康問題に見舞われていなくても、何らかの症状に悩まされていなくても、どんな人にもおすすめしたいものを厳選しました。これぞまさに予防医学！　それぞれの選び方も含めてぜひ参考にしてみてください。

▼総合ミネラルビタミン

まさしく基本中の基本ともいうべきサプリメントです。ミネラルやビタミンは相乗的に作用するものが多いため、あらゆる栄養素をバランスよく摂取することで細胞が元気になります。

例えば、1万4000名以上の男性医師の追跡調査では、総合ビタミンを摂取した人では全タイプのがんのリスクが8％低下していたという研究結果（JAMA. 2012）や、7000名以上の乳がん患者において、総合ミネラルビタミンを摂取した人では摂取しなかった人に比べ、がん死亡率が3割低かったという研究結果（Breast Cancer Res Treat. 2013）が示されています。

最近では、脳の老化遅延にも役立つことが報告されています。60歳以上の高齢者5000名を対象とした解析では、総合ミネラルビタミンを2~3年にわたって毎日摂取することで、脳機能と記憶力の両方にメリットがあり、脳の老化が2年相当遅くなっていたのです（Am J Clin Nutr. 2024）。

とはいえ、総合タイプなら何でもよいというわけではありません！　選ぶ際には、

◎原料の安全性にこだわったもの（オーガニックなど）
◎各ミネラル・ビタミンの含有量が十分なもの
◎適正なバランスで各栄養素が配合されているもの

などのポイントを判断の目安にしてください。安価なものはビタミンが石油からつくられていたりするものもあります。品質が非常に重要です。

▼マグネシウム

次に外せないのが、最重要ミネラルのマグネシウムです。食の基本ポイントでもお伝えしたように、マグネシウムがないと、細胞でエネルギー物質（ATP）がつくれない上に、つくったATPを利用することもできません。マグネシウムがないと、カルシウムが体内で正しく働くことができません。これだけでも、マグネシウムがどれだけ重要かが分かるかと思います。

約8万5000名を対象とした日本の大規模調査では、マグネシウムの摂取量が多い人ほど虚血性心疾患のリスクが低かったことが示されています（Clin Nutr. 2018）。マグネシウムの摂取量が多い

人ではほかのミネラル（ナトリウム、カルシウム、カリウム）も多く摂取していましたが、これらのミネラルの影響を考慮しても、マグネシウム単独のリスク低減効果はそのまま継続されていました。この効果がマグネシウムによるものだということを裏付けています。

マグネシウムは、ミネラルの中では珍しく過剰症の心配がなく、多めにとってもお腹が緩くなる程度なので、とっておいて損はありません！　総合ミネラルビタミンに含まれる分に合わせて、単体のマグネシウムも摂取してください。液体タイプ（ナトリウムが少ないもの）もおすすめです。

マグネシウムは皮膚からも吸収されるので、口からとるサプリメントに合わせてマグネシウム入浴剤などもぜひ併用してください。この入浴法は「疲れがとれる」「体がよく温まる」など、アスリートの方からも好評です。体の外側からマグネシウムを補給すると、皮膚の細胞のミトコンドリアを酸化ダメージから保護することも報告されています（Commun Biol. 2023）。

サプリメントや入浴剤などは塩化マグネシウムを使ったものを選ぶとよいでしょう。塩化マグネシウムは吸収率が優れています。一般的には入浴剤として硫酸マグネシウム（エプソムソルト）が知られていますが、硫酸マグネシウムが原料の入浴剤は浴槽を傷めてしまう恐れがあります。塩化マグネシウムの入浴剤ならその心配がありません。

▼オメガ3脂肪酸

オメガ3脂肪酸の重要性もすでにお伝えしたとおりです。植物性オメガ3脂肪酸（α-リノレン酸）の摂取源として良質な亜麻仁油を毎日の食事でとりつつ、動物性オメガ3脂肪酸（ＥＰＡやＤＨＡ）のサプリメントもぜひ活用しましょう。現に、α-リノレン酸を摂取するとほかのオメガ3脂肪酸との相乗効果が期待できるという研究結果もあります（Adv Nutr. 2022）。

オメガ3脂肪酸といえば何といっても「健脳効果」ですが、最近の研究では、オメガ3脂肪酸のサプリメントが、年齢や性別を問わず攻撃的行動を軽減できることを示しています（Aggress Violent Behav. 2024）。この研究では、挑発に対する反応としての反応的攻撃性と、計画的な能動的攻撃性の両方に軽減効果がみられたとのことです。現実社会でもネット社会でも、誹謗中傷などの攻撃的な言動が深刻な問題になっている昨今、オメガ3脂肪酸は世直しに広く貢献する栄養素だとつくづく実感します。

動物性オメガ3脂肪酸のサプリメントのおすすめは「クリルオイル」（オキアミの油）です。オキアミはえびによく似た体長5㎝ほどの甲殻類で、主な漁獲対象となっているのは南氷洋のナンキョクオキアミという種類です。海の生態系の中でもかなり下位にいるため、食物連鎖を通じて有害物質の生物濃縮が生じる心配がありません。また、南極海は地球上で最も汚染が少ない海域です。

クリルオイルは魚油に比べて海洋汚染の影響の心配が少なく、魚油に含まれるＤＨＡやＥＰＡに比べて少量でも、魚油より効果を発揮することが確認されています（Clin Interv Aging. 2013）。魚があまり好きではない方や、海洋汚染が気になって魚介類を食べないようにしている方には特に、亜麻仁油に合わせてクリルオイルをとっていただきたいと思います。

「ミネラルファスティング」のすすめ

ここで、細胞環境を整えるためのとっておきの方法をお伝えしておきます。

それは「ミネラルファスティング」です（※ミネラルファスティングは杏林予防医学研究所の登録商標です（登録商標第5566482号））。

私の父、杏林予防医学研究所所長の山田豊文は、がんの治療法としてアメリカではよく知られているゲルソン療法など、野菜ジュースを用いた健康法に早くから着目していました。その効果について研究を重ね、発酵飲料を用いながら準備期・断食期・復食期を過ごすという断食プログラムを、日本で初めて「ファスティング」（fasting）として紹介し、広めていきました。

それまでは、断食といえば修行や宗教儀式などのイメージが先行しがちで、あまりポピュラーな存在ではありませんでした。それを、誰もが気軽に行える、科学に基づく健康法として、ファスティングという言葉を世間に定着させるにいたりました。娘の私が言うのもなんですが、父はファスティングのパイオニア的存在です！

父はその後、当初から最も重視してきたミネラルのマグネシウムを断食期にも補給することで、ファスティングの効果を高めるノウハウを独自の理論として発展させました。さらに、現代人の生活環境をふまえ、ファスティング中に強化すべき栄養素として、マグネシウム・カルニチン・ＭＳ

M（メチルスルフォニルメタン）の3成分を「ファスティング三種の神器」に選定しました。最終的には、より安全で効果的なノウハウとして「山田式ミネラルファスティング」を確立・提唱したのです。ミネラルファスティングは単なる断食法ではなく、生活習慣の改善にも取り組む、トータルパッケージの健康プログラムです。

父は、各界の著名人やアスリートに対し、それぞれの体調管理やコンディショニングの一環として同プログラムをとり入れてきました。また、これまでにテレビや新聞、雑誌、インターネットなどからたくさんの取材依頼や出演依頼を受けていますし、ミネラルファスティングに関する著書や監修書も刊行し、さらにはシティホテルやリゾートホテルの宿泊プランへの同プログラムの導入なども行ってきました。これらを通じて、世間に広くあまねく「山田式ミネラルファスティング」を紹介し、すべての現代人に〝食べないこと〟の意義や重要性を訴え続けています。

ドイツのことわざに、

《断食で治らない病気は、ほかのどんな治療でも治らない》

というものがあります。

《断食はメスを使わない手術である》

というのはフランスのことわざです。これらのことわざが示すように、断食の健康効果に関するエビデンスは枚挙にいとまがありません。端的に言えば、食べ物をとらない空腹状態のときに、全身の細胞が自身のメンテナンスを集中して行い、〝生きる力〟を最大限に発揮するようになるからです。現代医療の限界や問題点をつぶさに見てきた医師の立場だからこそ、私はこれらのことわざの持つ意味の深さをことあるごとに実感します。

ミネラルファスティングの詳細については、父の著書『脳と体が若返る断食力』（青春出版社）などを読んでみてください。主なポイントは、▽「三種の神器」が含まれる専用ドリンクを用いること、▽準備期・断食期・復食期をしっかり過ごすこと、▽生活習慣全般の改善にも取り組むことです。いずれにせよ、「食べないこと」のポテンシャルは本当に計り知れません。まずは1日2食や1・5食からスタートしてみてください。こうして空腹が日常になったら、細胞から元気になるために、ぜひ数日間のミネラルファスティングにもチャレンジしてみてください！

朝の過ごし方

ここからは、一日の時間帯ごとに、「細胞から元気になるための過ごし方」について提案・解説していきたいと思います。

まずは朝の過ごし方です。できるだけ早寝早起きを心がけるようにしてください。起きたらすぐにカーテンを開けて、太陽の光を浴びましょう。朝の時間は「ゴールデンタイム」の第1弾。できればそのまま早朝ウォーキングに出かけましょう。世の中が動き出す前の早朝は、車も少なく空気が澄んでいて、歩いている人も多くないのでとても静かです。そのため、どんな季節でもとてもさわやかな気分になれます。

早朝ウォーキングの時間の確保が難しい場合は、短時間でも外に出て、深呼吸するだけもＯＫです。その代わりに、通勤や通学の時間を運動にあててみてください。例えば、最寄りの駅やバス停のひとつ手前で降りて、そこからは徒歩で移動してみたり、エレベーターやエスカレーターを使わずに階段を上り下りしたり、電車やバスの中では座らずに立ったままで過ごしたりしてみましょう。これらも立派な運動です。

徒歩通勤や自転車通勤が、炎症の緩和に役立つという研究結果も報告されています。こうした活動的な通勤時間が1日45分以上になると、交通機関や車を利用している人に比べて、体内の炎症度

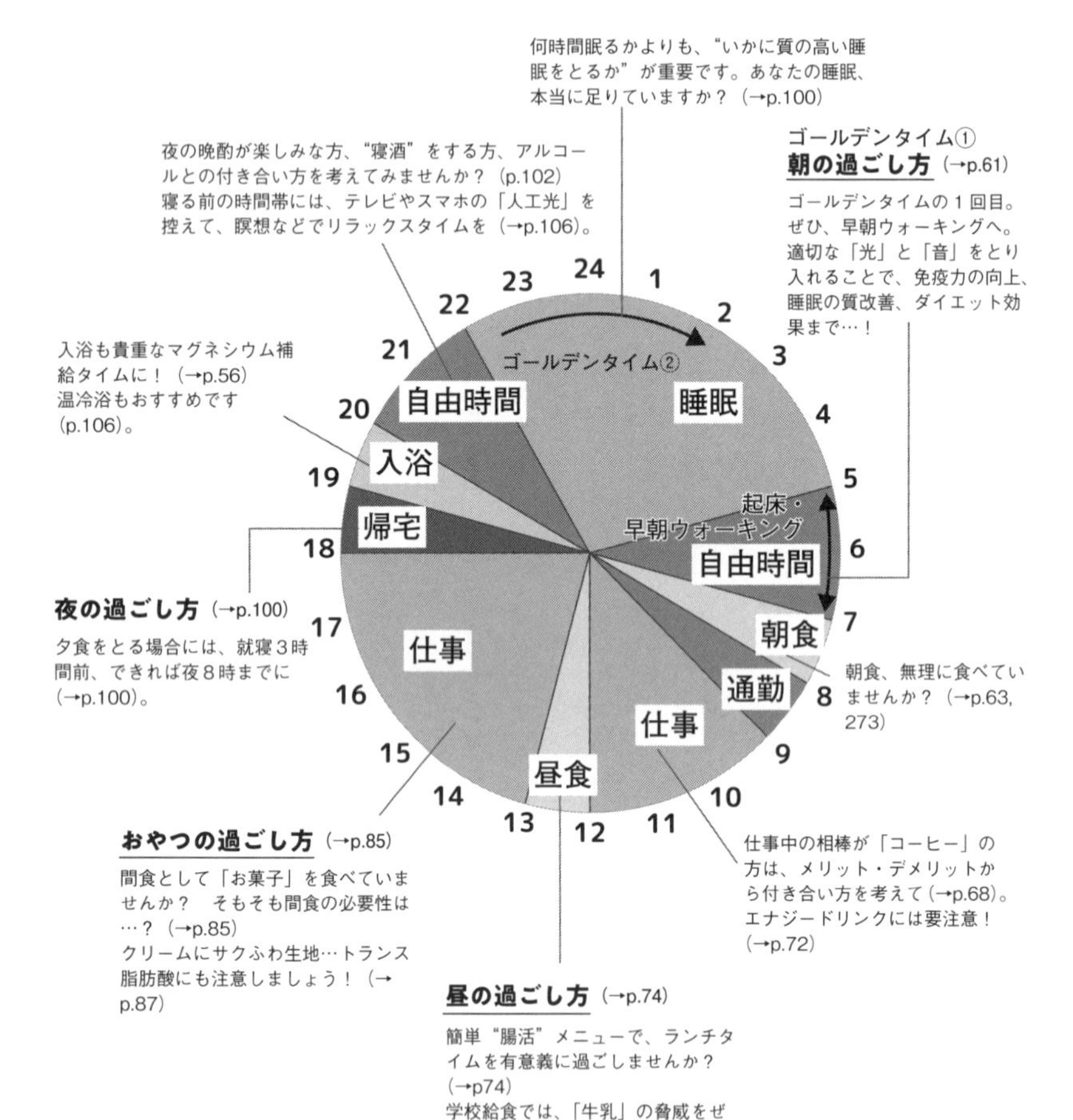

図６　細胞環境を整える一日の過ごし方

合いの指標となる物質の血中濃度が大幅に低下したというものです（Eur J Public Health. 2024）。炎症は私たちの体に不可欠な反応ですが、慢性的に炎症が起こっている状態は万病のもと。うつ病など心の健康問題にも深くかかわっています。朝のこうした工夫の積み重ねで、心も体も細胞から元気になれるかどうか、大きく変わってきますよ！

朝ご飯は、ウォーキングや勉強など「ゴールデンタイム」を満喫した後に。働き盛りの世代は朝食を控えめにするか、まったくとらずに昼食と夕食の1日2食でもいいでしょう（ただしその分、1食を食べすぎないように注意してください）。少なくとも、食欲がないなら無理に食べる必要はありません。朝食をとる場合は、玄米おにぎりや具だくさんの味噌汁など、自然とよく噛んで食べられるようなものを選びましょう。

朝の時間に「光」と「音」をとり入れよう！

コロナ禍を経て、免疫力向上に重要な栄養素のひとつとしてビタミンDがあらためて注目を集めました。ビタミンDはきのこ類など食品からの摂取のほか、太陽光（紫外線）を浴びることで体内でもつくられます。特にここ数年は、コロナ禍の影響でリモートワークが定着したり、子どもの外遊びが減ったりしたため、ビタミンDの生成が不十分な人が多いのではないかと懸念されています。

実際に、新型コロナが重症化した人では血中ビタミンD濃度が低い人が多かったことが分かっていますSci Rep. 2022)。ご家族でアウトドアを楽しむなど、大人も子どもも、もっと太陽の光を浴びるようにしましょう。

また、適切な睡眠も免疫力の良しあしを大きく左右します。自然な眠りを促すホルモンのメラトニンは、目に太陽の光が入ってから10～16時間後に、脳の松果体というところから分泌されるようになっています。朝に起きて太陽の光をしっかり浴びると、夜には自然と眠くなってきちんと睡眠をとることができ、翌朝にすっきり目覚められる……というように、規則正しい生活を送ることができます。メラトニンには強力な抗酸化作用や抗がん作用もあるので、しっかり分泌させてこれらの恩恵を存分に受けましょう。

ところで、朝日を浴びる時間帯が早ければ早いほど「痩せられる」のをご存じですか？　逆に遅ければ遅いほど「太ってしまう」というのです！　普段の運動量や食事からの摂取エネルギー量とは関係なく、朝日を浴びるという行為が、ＢＭＩ（体格指数）を下げる独立した要因であることが示されています（J Clin Endocrinol Metab. 2016）。これだけでも早起きしたくなってきませんか？

早朝の日光で最も重要なのは青色光です。私たちの目や皮膚の細胞が青色光を感知すると、体内時計が調整されて、体のさまざまな仕組みが適切に働くようになっています。また、青色光がスイッチとなってインスリン様成長因子（ＩＧＦ-１）という物質が多くつくり出され、筋肉や骨だけでなく、神経や血管、内臓、免疫、皮膚など、全身の細胞や組織の成長・再生が促されます。

そして、こんなにすごい働きを持つ青色光は、実は早朝の日光に特にたくさん含まれているんです。早起きして朝の光を浴びることには、本当に多くのメリットがあります。

もうひとつは「音」です。早朝ウォーキングではぜひ自然豊かな場所をコースに選んでください。ここでは、「聞こえない音」が特に重要です。

聞こえない音——その正体は超高周波音というもので、音（周波数）が高すぎて私たちの耳にはまったく聞こえない（感知できない）のですが、確かに「音」として存在し、本来は環境中に鳴り響いています。例えばモスキート音は年齢を重ねると聞こえなくなる可聴音ですが、超高周波音はどんなに若い人でも音として認識できません。

そして私たちは、環境中にそんな「聞こえない音」が鳴り響いていることを前提に、日々の生活を送っています。**体の中でつくることができず、必ず食べ物から得なければならない必須栄養素があるように、環境中から必ず得なければならない「必須音」もあるのです。**

「耳で聞こえないなら、音が鳴っていてもいなくても、人間には何も関係ないいんじゃないの⁉」と思われるかもしれません。しかしその答えは「ノー」です！　聞こえない音は私たちの健康に深く深く関係しています。しかも、私たちは耳ではなく「体」で聞いています。なんと、全身の細胞に「聞こえない音」を聞くための「耳」（受容体）があるんです！　さらには最近の研究で、実は耳でも「聞こえない音」をちゃんと聞いていることが、日本の研究で示されました（PNAS Nexus. 2024）。聞こえる／聞こえないというこれまでの概念が覆されるような、とても興味深い研究結果だと思います。

そんな「聞こえない音」の恩恵は全身に及びます。具体的には、脳の血流が増加したり、リラックス状態を示すアルファ波という脳波が増えたり、自律神経系の働きがよくなったり、免疫機能が改善したり……といったものです。特に脳（思考や感情）への貢献度が高く、気分がよくなったり、不快な音さえも心地よく聞こえたり、怒りの感情が抑えられたり、前向きな気持ちになったりすることが報告されています（Int J Environ Res Public Health. 2019）。音としては認識していないのに本当に不思議ですが、体でちゃんと聞いて、健康に役立てている証拠とも言えます。

現代人が自然環境音を取り戻すには……

このように、数々の素晴らしい効果が期待できる「聞こえない音」。先ほど、本来は環境中に鳴り響いているということをお伝えしましたが、これがとても重要なポイントです。

特に、生き物たちの鳴き声には「聞こえない音」が豊富に含まれています。バッタやセミなどの鳴く虫や、鳥のさえずりなどがその代表格で、それぞれ独特の鳴き声が「聞こえる音」としてちゃんと聞こえてきますが、実はそこには「聞こえない音」も鳴り響いています。

ほかにも、川のせせらぎや草木のざわめき、波の音、雨の降る音も、それぞれ「聞こえない音」の発生源になっています。つまり、「聞こえない音」の正体は自然の音。自然が豊かな場所ほど、さまざまな種類の「聞こえない音」に満ちあふれているのです。春や秋の過ごしやすい時期は、ぜひとも家の窓を開けるなどして、外からの自然音をできる限りとり入れるようにしてみてください。とはいえ、実際には、周囲に自然がほとんどないような場所に住んでいる人が大半ではないでしょうか？　残念ながらそこには「聞こえない音」は鳴り響いていません。このことが、私たちが心身の健康を害する大きな要因のひとつになっているとも考えられるのです……。

逆に、都市部での生活は騒音の悪影響のほうが心配です。実際、最近の研究でも、幼少期や思春期に近隣の騒音にさらされながら生活すると、成長後に不安やうつなどに見舞われることが報告されています（JAMA Netw Open. 2024）。

本来は周囲に鳴り響いているのが当たり前であるはずのものが、まったく鳴り響いていない——。そうなると、何とかして私たちの生活環境中に「聞こえない音」を復活させたくなります。もちろん、自然豊かな場所を訪れるようにするのもひとつです。でも、都会で生活する人にとって、こうした場所を頻繁に訪れるのはなかなか現実的な方法とは言えません。

そこでおすすめしたいのが「レコード鑑賞」です！　自然とはまったく関係ないように思えますが、実はさまざまな楽器も「聞こえない音」を発生していて、楽器の演奏が録音されたレコードをスピーカーから再生すると、「聞こえない音」も一緒に鳴り響くのです！　特にオーケストラの演奏によるクラシック音楽のレコードは、大いに期待できます。

ただしこれはレコード限定の話。残念ながら、配信やＣＤの音楽では音の情報が大幅にカットされていて、「聞こえない音」は期待できません。

ちなみに我が家では「聞こえる音」と「聞こえない音」が組み合わさった多種多様な自然音がセットで聞こえてくる、特別な再生装置を愛用しています。何を隠そう、この再生装置は杏林予防医学研究所が発明したもので、2022年に特許も取得しました（特許第7109135号）。我が家ではリビングルームに置いていて、24時間つけっぱなしにしています。寝ているときも含めて自然音が四六時中鳴っていて、それが日常になっています。家が留守の時も、ずっと再生したままです。気になる電気代も、タブレット端末やスマホなどで音楽を聴くのと変わらない程度です。

皆さんもぜひ、屋外に合わせて家の中でも、「聞こえない音」を生活の中にとり入れてみてください！

コーヒーは体にいい？　悪い？

朝の目覚めの1杯や、ちょっとした休憩、眠気覚ましなど、コーヒーを飲まない日はないという人も多いのでは？　また、同じ嗜好品の仲間では、タバコは「百害あって一利なし」ですが、アルコールの場合は、かつては適量であれば「百薬の長」と言われたりもしました（最近では少量でも有害という見解が優勢になってきています）。

では、コーヒーはずばり、体にいいのでしょうか？　よくないのでしょうか？

そこで、コーヒーやカフェインの高摂取と健康問題に関する、近年の研究結果をまとめてみました。

《リスクを下げる》
皮膚がん／肥満／耳鳴（耳鳴り）／腎臓結石／大腸がん／ＥＤ（勃起障害）／動脈硬化／多発性硬化症／前立腺がん／子宮がん／肝臓がん／肝硬変／自殺／記憶力

《リスクを上げる》
低体重児出産／視力低下／受精能阻害／睡眠障害／流産／糖尿病／骨折／乳幼児突然死症候群（ＳＩＤＳ）／心臓病／多動／男性不妊／むずむず脚症候群（ＲＬＳ）

《どちらともいえない》
エストロゲン（女性ホルモン）の血中濃度の上昇／低下

いかがでしょうか……？　全体的に、がん予防にはメリットになるけれども、妊娠や出産にはよくなさそうという傾向が見てとれます。妊娠中はコーヒーなどのカフェイン入りの飲食物を避けるべきというのは常識のようになっているので、妊娠や出産に関する研究結果は予想どおりという感じでしょうか。その一方で、多く摂取することでメリットとデメリットがそれぞれ同じくらいあったり、女性ホルモンを増やしたり減らしたり、動脈硬化のリスクを下げると思えば心臓病のリスクを高めたりと、なかなかつかみどころがない感じも伝わってきます。

ここで皆さんに思い出していただきたいのは、コーヒーはあくまでも「嗜好品」だということです。「コーヒーを必ず飲まないと十分に摂取できない」というような栄養素はありませんし、いくらプラスに働く場合があるといっても「コーヒーさえ飲んでいれば一件落着」というわけでもありません。要するに、私たちはコーヒーを飲まなくても生きていけるし、あえて積極的に飲む必要もないということです。

そもそも、嗜好品とは元来そういうものです。だからこそ、デメリットをきちんと頭に入れておいた上で適度に楽しむというような「大人のたしなみ」が、何よりも重要なポイントになってくるのではないでしょうか？

最近では、コーヒーを飲んでいる人は長時間の座りっぱなしによる悪影響（死亡リスク）が回避できるという研究結果が報告されていました（BMC Public Health. 2024）。デスクワーカーには耳寄り情報ですが、飲むにしても砂糖やミルクは入れずにブラックで、飲みすぎは禁物です。

いろいろな飲み物に含まれるカフェイン

カフェインは、コーヒー以外にもさまざまな飲み物に含まれています（**図7**）。例えば日本茶

図7　飲料中のカフェイン濃度

食品名	カフェイン濃度	備考
エナジードリンクなどのカフェインを多く添加した清涼飲料水	32～300mg/100ml	製品によって、カフェイン濃度、内容量が異なる
コーヒー（浸出液）	60mg/100ml	浸出法：コーヒー粉末10g、熱湯150ml
紅茶（浸出液）	30mg/100ml	浸出法：茶葉5g、熱湯360ml、1.5～4分
玉露（浸出液）	160mg/60ml	浸出法：茶葉10g、60℃の湯60ml、2.5分
煎茶（浸出液）	20mg/100ml	浸出法：茶葉10g、90℃430ml、1分
ウーロン茶（浸出液）	20mg/100ml	浸出法：茶葉15g、90℃650ml、0.5分
玄米茶（浸出液）	10mg/100ml	浸出法：茶葉15g、90℃650ml、0.5分
抹茶（粉末製品）	48mg/70ml	1.5g使用した場合（抹茶100gあたりカフェイン含有量3.2g）

（食品安全委員会ファクトシートなどを参考に作成）

（緑茶）がその代表格です。特に玉露や抹茶にはかなりの量のカフェインが入っていますし、緑茶の茶葉を発酵させてつくられた紅茶も、カフェイン入りの飲み物として有名です。一方、ほうじ茶や番茶、ウーロン茶などは、同じ緑茶の茶葉が原料になっている割には、カフェインの含有量はかなり少ないことが知られています。

カフェインの量はお茶の淹れ方でもかなり違ってきます。具体的には、お茶を淹れるときのお湯の温度、茶葉やコーヒー豆の品種や分量、抽出する時間、さらには1回に飲む量や器の大きさもしかりです。つまり、飲み方しだいでは、無意識のうちにかなりの量のカフェインを摂取している可能性もあるわけです。

あとは、ココアやチョコレート、コーラ、

栄養ドリンク、さらには飲食物ではありませんが、風邪薬もカフェインの摂取源となります。普段の生活を振り返ってみると、これらが積もり積もって、いつの間にか大量のカフェインをとっているかもしれません。

ちなみに、緑茶に含まれるカフェインは、同じく緑茶に含まれるタンニンという成分と結びつくことで、その作用が弱まることが知られています。カテキンの効能もふまえると、やはりコーヒーより日本茶です！　日本の食文化はこういう点でも理にかなっているんだなあと実感します。

実は私自身、緑茶が大好きで、毎日のように欠かさず飲んでいます。農薬不使用の茶葉を選んで急須で淹れてお茶を楽しむのは、毎日の貴重なリラックスタイムです。ペットボトルの緑茶は、基本的には飲みません。普段、自分でお茶を淹れることがないという方こそ、ぜひ一度お試しください。淹れたてのお茶の香りや風味は最高ですよ！

カフェインの話に戻りましょう。どうも体調がすぐれないと悩んでいた人が、1日10杯以上飲んでいたコーヒーをやめただけで一気に改善したという話を聞いたことがあります。コーヒー好きの人は往々にして、無意識にたくさん飲んでしまっているようです。心身の不調を感じている人は、カフェイン抜きのコーヒーや、麦茶やハーブティーなど、カフェインを含まない飲み物を選ぶようにするのもひとつの方法かもしれません。試してみる価値は大いにあると思います。

私が最近気になっているのは、いわゆる「エナジードリンク」の類です。法律などでの明確な定義や基準はありませんが、日本では現在、カフェインやアミノ酸、ビタミンなどの成分が入った炭酸飲料を、総じて「エナジードリンク」と呼んでいるようです。

特に未成年の若い世代で、テスト勉強などの眠気覚ましや気分転換に愛用している人が多いようですが、そんなエナジードリンクの大量摂取による健康被害が深刻になっています。カフェイン中毒のほか、なんと死亡例まで報告されているのです。

2017年の研究でも、エナジードリンクの宣伝文句になっている「即時的効果」が、深刻な健康リスクによって帳消しになり、大きな代償を払うことになりうると警告しています。具体的には、リスク愛好的行動(危険を冒してまで大きな利益を得ようとする)やメンタルヘルスの問題、血圧上昇、肥満、腎損傷などが挙げられています(Front Public Health. 2017)。

2023年の研究では、エナジードリンクと妊娠高血圧の関連性が示されています(JAMA Netw Open. 2023)。妊娠高血圧は妊婦にも胎児にも重篤な悪影響を及ぼす恐れがあるため、特に若い世代がエナジードリンクを飲むのは本当にやめてほしいと思います。

近年ではカフェインの含有量を減らした〝健康志向〟のエナジードリンクも出回っていますが、砂糖や人工甘味料、人工果糖が大量に含まれているものが多いほか、さまざまな食品添加物の心配も付きまといます。カフェインの有無に関係なく、ゼリー飲料の類も要注意です。こうした不自然な飲み物全般を、できるだけ遠ざけるようにしましょう。

昼の過ごし方

次に、昼の過ごし方（昼食のとり方）を解説していきましょう。会社勤めや学生の方は、昼食時に飲食店を利用したり、コンビニで買ったものを食べたりしがちかと思いますが、できれば手作りの弁当を持っていってください。

「ただでさえ忙しいのに、弁当なんてつくる余裕がない！」という声が今にも聞こえてきそうですが、まずは、ご飯を炊いておにぎりを持っていくことからチャレンジしてみてください。冷やご飯にはレジスタントスターチ（難消化性デンプン）が多く含まれていて、体内では食物繊維のように働きます。炊き立てのご飯では、レジスタントスターチの恩恵はあまり期待できません。つまり、手づくり弁当は〝腸活〟にもなるわけです！　ただし、手作り弁当を温めて食べるのはやめましょう。せっかくのレジスタントスターチがなくなってしまいます。

そして、「弁当をつくるからには、ご飯とおかずのバランスを考えて、彩りや見栄えもよくしないと……」という先入観を、まずは取り払いましょう。タレントのホラン千秋さんが自身のＳＮＳで、いわゆる「映えない手作り弁当」を公開しているのが話題になりましたが、「弁当はこんな感じでいいんだよ」「忙しくても準備できるよ」というメッセージが伝わってきて、とても素晴らしいと思います。

ちなみに杏林予防医学研究所のスタッフの間では、「納豆ご飯」の昼食がひそかなブームになっています。家からはご飯と納豆を持ってくるだけ。お手軽で食べ応えもあって、何よりヘルシーなので、においさえ気をつければいいことづくめですね。

コンビニの食品は、一昔前に比べればだいぶヘルシーになってきているとはいえ、やはりさまざまな添加物の問題は避けて通れません。それはコンビニおにぎりもしかり。さらに気になるのが、環境ホルモンの問題です。電子レンジでチンしたり、カップにお湯を注いだりすると、包装フィルムや容器からさまざまな化学物質が溶出し、食べ物に移行してしまいます。これらの化学物質は「内分泌かく乱物質」として、性ホルモンをはじめさまざまなホルモンを混乱させるので、妊活中の人はもちろん、老若男女誰もが注意すべきです。

コンビニを利用する場合は、せめて添加物が少なく、電子レンジで温めなくても食べられるものを選ぶようにしてください。

環境ホルモンは大人以上に子どもたちの心と体を蝕みます。胎児期にビスフェノールAという環境ホルモンにさらされた男児では、不安やうつの症状が多く見られたり（Environ Res. 2016）、子どもの歯に悪影響（エナメル質形成不全）が現れたり（J Calif Dent Assoc. 2015）、多動や自閉症のリスクを高めたりする可能性（Autism Res. 2015）が、それぞれ報告されているのです。

最近では、ワンプレートでご飯とおかずがセットになった冷凍食品が人気のようですが、少なくとも子どもたちには、電子レンジで温めたこの手のものを与えないようにしてください。

働く世代の昼休みはこう過ごそう

昼食の内容に関する注意点に加えて、昼食のとり方に関する注意点についてもふれておきましょう。ここでは会社勤めの人を例に挙げますが、どんな方にも参考になるかと思います。

まずは「ながら食い」について。仕事が片づかない時などは、職場の自席でデスクワークをしながら昼食をとるという人も多いことでしょう。PC画面を眺めながらおにぎりにかぶりつくのが日常になっていませんか?

食べることに集中していないと、無意識のうちに咀嚼（そしゃく）回数が減って、「よく噛んで食べる」ということがおろそかになります。すると、消化に負担がかかるのはもちろん、満足感が得られにくくなり、食べすぎにつながります。また、味覚が鈍くなるため濃い味付けのものが食べたくなる傾向もあります。咀嚼回数が減ると唾液の分泌も少なくなるので、口腔内の環境が悪化し、歯周病などのリスクも高まります。

さらに、姿勢も悪くなります。別の作業に気をとられながら食べると、食べ物を口に運ぶという動作もおろそかになり、どうしても前かがみの姿勢（犬食い）になってしまうからです。

昼食をとる際は仕事からいったん離れ、職場の自席でとるとしても食べることに専念しましょう。

次に「早食い」です。短時間で流し込むように食べ、さっさと昼食を切り上げて仕事に戻ったり、残りの時間で別の用事を済ませたり、リラックスタイムにあてたりといった人も、きっと少なくないはずです。これも先ほどのながら食いと同じような問題につながります。おにぎりを2～3個食べるなどであれば、10分ほどで食事が終わるかもしれませんが、一般的な1食分の量を食べるのであれば、できるだけ食事としっかり向き合うようにし、食事をとることやよく噛んで食べることに集中しましょう。短くても20分くらいは食事の時間にあててみてください。

最後に昼食後の過ごし方について。休憩時間に何をするかは人それぞれだと思いますが、ひとつおすすめなのは散歩です。特にデスクワークの人は外に出て、周辺をぶらぶら歩いてみましょう。座りっぱなしの時間を減らし、少しでも体を動かしたほうが、午後からの仕事もはかどるはずです。外の遠くの景色を見るのも、PCとにらめっこ状態の目の緊張を和らげるのに大いに役立ちます。

もうひとつは10～15分ほど仮眠をとること。頭がすっきりして、さあ午後からの仕事も頑張ろうという気になれます。これ以上長く寝ると頭がぼーっとして逆効果ですが、目を休める目的であれば、座って目をつむるだけでもよいでしょう。

本を読んだりスマホで動画を楽しんだりするのもいいですが、目が常に緊張しっぱなしになるので、あくまでもほどほどを心がけるようにしてください。

牛乳は健康飲料ではなく「不気味な白濁液」です！

平日の子どもたちは、学校や園の給食を食べるパターンが多いかもしれませんが、給食で気になるのは何といっても牛乳の問題です。

皆さんの家庭の冷蔵庫に、必ずと言っていいほど常備されている、紙パック入りの牛乳。今日からは飲まないようにしてください！　常備もしないでください！　ガラス瓶入りならＯＫという話でもありません。

なぜなら牛乳は、「骨を強くする白い健康飲料」ではなく、「骨と体を弱くする不気味な白濁液」だからです。「おなかが緩くなる人がいる」とか「牛乳アレルギーの人は飲まないほうがいい」というようなレベルの話ではありません。小さなお子さんから高齢の方まで、誰もが飲むべきではないのです。どんなに品質にこだわった牛乳でも、です。

牛乳の問題はたくさんありますが、次の5つだけでも、飲むべきではない理由を説明するのに十分だと思います。

①カルシウムが多くマグネシウムが少ないため、体内のミネラルバランスが崩れる
②飽和脂肪酸が多く含まれるため、動脈硬化などの血管のトラブルを引き起こす
③乳糖の消化がうまくできない人が多く、腸のトラブルを招く（乳糖不耐症）
④牛乳に含まれるカゼインというタンパク質が、アレルギーのリスクを高め、脳を脅かす
⑤不自然なホルモン類が含まれており、主に生殖系のがん（乳がん・前立腺がんなど）の要因になる

いかがでしょうか？　ゾッとしてきませんか？　例えば、①については「カルシウムが多い」のはむしろ問題なのだということを、ぜひ知っておいてください。⑤にいたっては、ほとんどの人が認識されていないのではないでしょうか？　でも実際には、牛乳や乳製品が前立腺がんのリスクを高めることが、厚生労働省の研究結果でも明らかになっているのです（Cancer Epidemiol Biomarkers Prev. 2008）。厚生労働省ではリスクを報告しているのに、文部科学省では学校給食で提供しているという点に矛盾を感じます。おかしいと思いませんか？

④については、最後の「脳を脅かす」というのがさらに深刻です。２０２４年5月には国内でもニュースになりました（https://khb-tv.co.jp/news/15269160）。宮城県の学校給食で提供された牛乳を飲んだ児童生徒が相次いで体調不良を訴えたのですが、この原因として、牛乳に含まれるタンパク質が分解される過程でできる物質（ペプチド）に対し、脳が過敏に反応した可能性が指摘されています。この物質の問題は、海外では以前から警告されていましたが、日本でもようやく認識された格好です。

牛乳の問題の詳細については、私の父・山田豊文の著書や、父と一緒に監修したムックなどで解説していますので、ぜひあわせてお読みになってください。知れば知るほど恐ろしくなってくると思います。

ちなみに牛乳の問題の大半は、ヨーグルトやチーズ、アイスクリームなどの乳製品全般にも共通します。これからはできる限りとらないようにしてください。

牛乳や乳製品が好きで好きでたまらない、これらがないと生きていけないというような方には、無理にまで止めるつもりはありません。でも、「健康のために飲んでいる／食べている」ということであれば、今すぐとるのをやめましょう。お米や豆のように「絶対に食べないといけないもの」ではなく、お菓子やお酒、タバコなどと同じような「体によくない嗜好品」に位置付けるようにしてください。

牛乳や乳製品とは、常にリスクを承知で付き合うようにしましょう。

カルシウム摂取量は「牛乳ありき」で設定されている

ちなみに我が家では豆乳とオーツミルクを適量使うようにしています。最近では、ほかにもアーモンドミルクやライスミルクなど、さまざまな植物性ミルクをよく見かけるようになりました。これらはいずれも、牛乳に伴う①〜⑤の問題をすべて解消してくれますが、原料は豆類や種実類、穀物なので、本来はよく噛んで食べる必要のあるものばかりです。ところが液状に加工されることで簡単にゴクゴクと飲めてしまいます。その結果、原料に含まれるタンパク質が私たちの体に一気に押し寄せることになり、食物アレルギーを招く恐れも出てくるのです……。

豆腐は何ともないのに、豆乳を飲むとどうも体調を崩しがちという人がいるのはこのためです。

別表（第四条関係）

児童又は生徒一人一回当たりの学校給食摂取基準

区分	基準値			
	児童（6歳～7歳）の場合	児童（8歳～9歳）の場合	児童（10歳～11歳）の場合	生徒（12歳～14歳）の場合
エネルギー（kcal）	530	650	780	830
たんぱく質（%）	学校給食による摂取エネルギー全体の13～20%			
脂質（%）	学校給食による摂取エネルギー全体の20～30%			
ナトリウム（g）（食塩相当量）	1.5未満	2未満	2未満	2.5[illegible]
カルシウム（mg）	290	350	360	450
マグネシウム（mg）	40	50	70	120
鉄（mg）	2	3	3.5	4.5
ビタミンA（μgRAE）	160	200	240	300

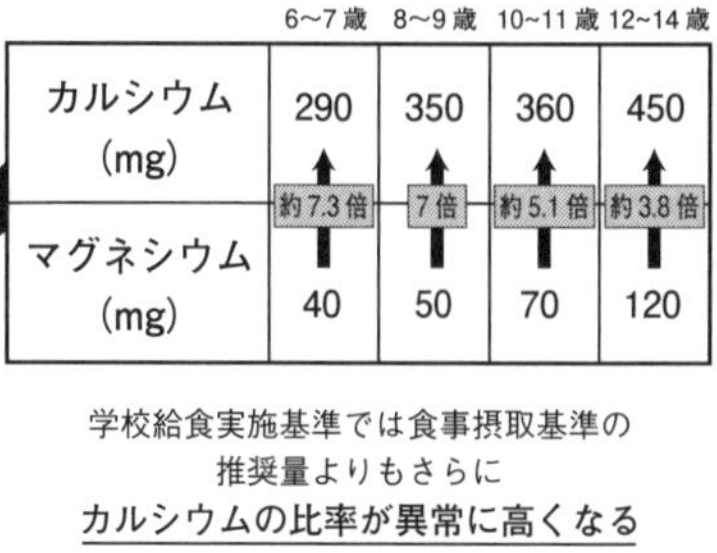

	6～7歳	8～9歳	10～11歳	12～14歳
カルシウム（mg）	290	350	360	450
	約7.3倍	7倍	約5.1倍	約3.8倍
マグネシウム（mg）	40	50	70	120

学校給食実施基準では食事摂取基準の
推奨量よりもさらに
カルシウムの比率が異常に高くなる

図8　「学校給食実施基準」の問題点

この機会に、いっそのこと「白い飲み物のある日常」と距離を置いてみませんか?

また、「牛乳＝カルシウム源」という固定観念のせいで「じゃあカルシウムは何からとればいいの?」と戸惑われる方も多いかもしれません。先ほどお伝えした「究極の食事」を実践してさえいれば、カルシウムとマグネシウムをバランスよく摂取することができます。特定の食品に頼る必要もありません。

大学などで管理栄養士の資格をとるために学習する「基礎栄養学」のテキストには、次のような記載があります。

《カルシウム2に対してマグネシウム1未満は好ましくない》

《マグネシウムの摂取はカルシウム摂取量の50%程度が妥当》

ところが、文部科学省が定める「学校給食実施基準」を見ると、6~11歳の児童には、最大で「カルシウム7に対してマグネシウム1未満」という比率が基準値として示されていて、「マグネシウムの摂取はカルシウム摂取量の14~20%程度」になっているのです（図8）。

これは、管理栄養士の人や、管理栄養士を育成する大学などが「明らかに好ましくない！」「まったく妥当ではない！」と、文部科学省にクレームを入れなければならないレベルではないでしょうか？

ちなみにこれは、厚生労働省が定める「日本人の食事摂取基準」の子ども世代の数値に照らし合わせても、マグネシウムに比べてカルシウムの割合が極端に大きくなっています。

そこから考えられることは何か。ずばり、文部科学省は「牛乳ありき」の基準をつくっているのではないかということです！ 牛乳を飲まないとカルシウムの基準を満たせない。カルシウムの基準を満たすためには牛乳を出すしかない——。こんな図式が見えてきませんか？

「牛乳を飲まないと大きくなれない」という思い込みから、好きでもないのにお子さんに無理に飲ませているというご家庭も珍しくないようですが、牛乳を飲まなくても大きくなれます！ それに、牛乳を飲むと大きくなること自体、実は⑤の問題（不自然な成長ホルモン）とも深く関連していますので、むしろ恐ろしいことだと認識すべきなのです。

皆さんの大切なお子さんたちを、不気味な白濁液からできる限り遠ざけてください。

学校給食の牛乳が「選択制」の自治体もある！

小さなお子さんのいる方からよく相談されることのひとつに、学校給食で提供される牛乳の問題があります。牛乳が体に悪いということを知り、家庭では飲ませるのをやめたが、学校で半強制的に提供される牛乳の対応については頭を抱えている……という方が多いようです。

給食の牛乳提供を断るには、牛乳アレルギーなどの診断書の提出が必要な自治体があれば、あっけないほど簡単に牛乳の提供をストップしてもらえたという自治体の話も聞きます。例えば、「返金はできないけれども牛乳の提供をストップすることはできる」「病気以外ではストップできないけれども、給食時には飲まずに自宅への持ち帰りは自由」など、自治体によって対応はさまざまなようです。

そんな中、２０２３年9月から始まっている、東京都多摩市の取り組みがとても画期的ですので、皆さんにも紹介したいと思います。

多摩市のホームページ（https://www.city.tama.lg.jp/）によると、「食物アレルギー以外の疾患、特別な事情による牛乳を飲用できない児童生徒がいるのが実情」であることから、「医師の診断を求めずに保護者からの相談で牛乳の飲用を止めることができるよう教育委員会に請願が提出され採択」されたとのことです。

牛乳の停止を希望する場合は、専用の申込書（飲用牛乳停止届）を学校に提出するだけで済むようです。この際、停止できる飲料には、発酵乳（飲むヨーグルトなど）や乳飲料（ミルクコーヒーなど）、乳酸菌飲料といったような、乳成分を含む牛乳以外の飲料も含まれていて、これなら保護者側もかなり安心できるのではないかと思います。

しかもホームページでは、「不足するカルシウムの補填について」は「給食で摂取できない分は各ご家庭で摂取」するようにと書かれています。これで事足りるのであれば、日本全国の学校給食も同じように「各ご家庭で」と促すだけでよさそうです。

多摩市の取り組みの背景には、児童生徒が飲まずに手つかずのままの牛乳が一定量廃棄されているという、食品ロスの現状がありました。「飲む」か「廃棄」かの二択だったところに「飲まない」という選択肢が増えたことは、フードロスの観点からも非常に有意義な取り組みだと思います。

このような取り組みが全国に広がることを願ってやみません。

おやつの過ごし方

続いて、おやつの時間の過ごし方（間食のとり方）です。基本的には、食べるとしても「お菓子」ではなく、あくまでも「おやつ」を食べるようにしましょう。

そもそも、おやつの語源は「八つ時」（やつどき）。江戸時代までの時刻の呼び方です。日本はもともと朝食と夕食をとる1日2食が一般的でしたが、体力勝負の農民が休憩の際に軽食をとっていて、この時間が八つ時、つまり現代の午後3時ごろだったことに由来します。

肉体労働の人や成長期の子どもはまだしも、現代人の大半は、当時の農民に比べて仕事中に体を動かしていないはずですから、前提としておやつを食べる必要はありません。ついつい口さみしくなって、八つ時どころか**四六時中何かを食べずにはいられないという人は、糖代謝（体内でブドウ糖を利用するシステム）やホルモンバランスに問題を抱えている可能性があります**。

お菓子といえば、前述した「油」のとり方に対して直接的に悪影響を及ぼすことをご存じでしょうか？　この後にお伝えするトランス脂肪酸の問題（87ページ）に加え、実は菓子類の摂取自体がオメガ3脂肪酸の血中濃度を減らし、オメガ6脂肪酸の血中濃度を増やすことが日本の研究で報告されているのです（Metabolomics. 2024）。そこでは、菓子類由来のオメガ6脂肪酸がオメガ3脂肪酸と拮抗することによって、オメガ3脂肪酸の血中濃度を減少させた可能性が推測されています。

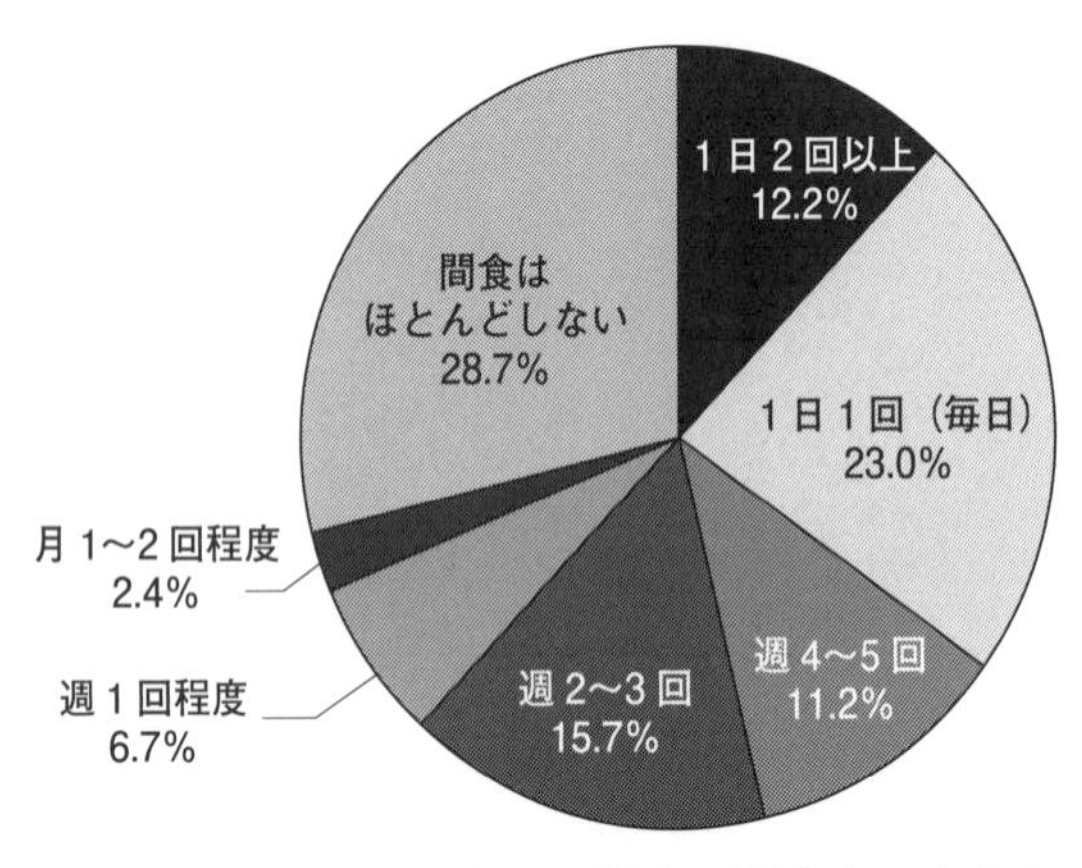

図９　あなたはどのくらいの頻度で間食をしますか？（10~70歳代の男女約１万名）

マイボイスコム株式会社のインターネット調査より

２０２２年に日本で行われたインターネットの調査では、間食の習慣がある人は全体の７割に及び（**図９**）、食べるものの内訳は多い順に「チョコレート」、「スナック菓子」「せんべい・あられなどの米菓」「クッキー、ビスケット」、「アイスクリーム類」「ケーキ類、シュークリーム、ドーナツ、マドレーヌなど」であることが分かっています。そのほとんどが、脂肪酸バランスを乱す要因に満ち満ちています。

間食をとるにしても、それは「お菓子」である必要はありません！　あくまでも「おやつ」にすべきです。スナック菓子やコンビニスイーツ、チョコレート、菓子パンなどではなく、玄米おにぎりやふかしいも、干し芋、甘栗、果物、ナッツ類などを選ぶようにしてください。甘い飲み物が欲しい場合は甘酒（できれば玄米甘酒）がおすすめです。オーツミルクで割るととてもおいしいので、私も愛飲していますよ！

また、市販のスナック菓子のポップコーンは総じて不健康ですが、手作り用のポップコーンの素は、国産とうもろこしを乾燥させただけのものなら添加物フリーで、味付けも自由自在。オリーブ油と塩だけのシンプルな味付けにすれば、全粒穀物のヘルシーなおやつになります。出来立てはホカホカで手作りならではのおいしさがありますし、子どもたちと一緒につくれば、はじける様子を楽しみながら、ちょっとしたイベント感覚で「八つ時」を過ごせますよ！

まだ食べさせますか？ 病気をつくる油「トランス脂肪酸」

皆さんは「トランス脂肪酸」を知っていますか？

トランス脂肪酸は、常温で液体の油を、常温でも固体の硬化油にするという製造プロセスで主に発生する、人工的な有害物質です。硬化油はマーガリンやショートニングの主原料になっていて、これらはトランス脂肪酸の摂取源となる代表例です。ほかにも、これらを使った市販のケーキやクッキー、ドーナツ、シュークリームなどの洋菓子、パン、揚げ物のほか、類似の硬化油が多用されているスナック菓子やインスタントラーメン、カレールウなど、実にさまざまな食品にトランス脂肪酸が多く含まれる可能性があります。

硬化油を用いた食品は酸化・変性しにくくなるため、腐りにくく長期保存できます。また、サクサク感やコク、しっとり感などの食感や風味が生まれます。揚げ物を提供する飲食店では、揚げ油を繰り返し使ううちにどんどん劣化していきますが、揚げ油に硬化油を用いれば油の耐久性が高まるため、コスト削減にもつながります。さらに、この油で揚げたフライや天ぷら、フライドポテト、ドーナツなどは、時間が経ってもサクサクとした食感が残ります。

これほどのさまざまなメリットがあれば、食品業界が硬化油をこぞって利用したがるのもよく分かります。しかし、私たち消費者がそれを摂取することで、いつの間にか有害なトランス脂肪酸まみれの体になってしまっているのです。

トランス脂肪酸の健康問題が知られるようになった２０００年代の当初は、「心臓病のリスクを高める」というのが定番の枕詞になっていました。しかし今や、心臓病だけでなく、トランス脂肪酸は心身のさまざまな健康問題との関連性が研究で示されています。

例えば、心臓病（虚血性心疾患）以外にも、不妊症（男女ともに）（Am J Clin Nutr. 2007｜Fertil Steril. 2011）、子宮内膜症（Hum Reprod. 2010）、流産（Fertil Steril. 2008）、ＡＤＨＤ（Front Psychiatry. 2021）、うつ病（PLoS One. 2011）、糖尿病（Am J Clin Nutr. 2001）、がん（Am J Epidemiol. 2008｜Cancer Epidemiol Biomarkers Prev. 2008）、アルツハイマー型認知症（アルツハイマー病）（Arch Neurol. 2003）などがあります。どれも、皆さんや身近な人が今まさに直面しているのではないでしょうか？　これらの健康問題はトランス脂肪酸の摂取だけが原因ではないかもしれませんが、大きな危険因子のひとつだということは間違いないでしょう。こんな代物を、家族や子どもたちに食べさせたいと思いますか？

図10　世界各国のトランス脂肪酸対策の比較

	①使用規制	②上限設定	③表示義務
日本	−	−	−
米国	○ ニューヨーク市、カルフォルニア州のみ	−	○
カナダ	○	−	○
シンガポール	○	−	○
台湾	○	−	○
香港	○	−	○
フィリピン	○	−	○
タイ	○	−	−
英国	−	○	−
スイス	−	○	−
EU	−	○	−
中国	−	−	○
韓国	−	−	○

日本幼児いきいき育成協会（JALNI）ホームページより

世界保健機関（ＷＨＯ）は以前から、各国の政府に対してトランス脂肪酸の低減を進めるように呼びかけていて、２０２３年を目標に世界全体での完全排除も主張してきました。その結果、世界各国では硬化油の使用の規制や禁止、トランス脂肪酸含有量の表示の義務化などが進んでいますが、**驚くことに日本では規制や禁止どころか、食品への表示義務さえありません**（２０２４年10月現在）。それは、世界各国の一覧表を見れば一目瞭然です（**図10**）。

なぜこんなことになっているかというと、「日本のトランス脂肪酸の平均摂取量が、ＷＨＯが目標としている総エネルギー摂取量の１％未満を下回っていることから、通常の食生活では健康への影響は小さい」と、2012年に政府が判断してしまったからです。その結果、食品事業者に対し、トランス脂肪酸の含有量を「自主的に開示する取り組みを進めるよう要請する」にとどまりました。そして、大半の食品ラベルにトランス脂肪酸の含有量が表示されないまま、現在にいたります。

なお、この本を執筆するにあたりあらためて政府に問い合わせてみたところ、「1%未満なので影響は小さい」という、同様の回答でした。WHOが完全排除を主張しているにもかかわらずです。これでは、自分がどれだけトランス脂肪酸を摂取しているか、知る由もありません。

トランス脂肪酸は「ゼロがベスト」の有害物質！

日本でも、食品メーカーが自主的にトランス脂肪酸の低減化に取り組みつつあり、以前に比べるとトランス脂肪酸の含有量が大幅に減った製品も確かに存在します。また、トランス脂肪酸の含有量をホームページで公開している企業もあります。しかし、メーカーによって取り組み状況が異なるほか、たとえ取り組んでいる企業でも特定の商品限定であったりします。どれだけ低減傾向にあるといっても、高リスク食品をとり続けている限りは「ちりも積もれば山となる」の言葉どおりになっている可能性が高いわけです。

また、トランス脂肪酸の低減化に取り組んだ結果、飽和脂肪酸が増加してしまっている製品も散見されます。飽和脂肪酸は有害物質ではありませんが、とりすぎによる害が懸念されているので、いずれにせよ不健康なのは変わりありません。要は、トランス脂肪酸の高リスク食品は、引き続きとらないに越したことはないということです。

そして、実は日本でも「1％超」の人たちは決して少なくありません。30代と40代の女性が特に顕著で、全体の3割以上が総エネルギー摂取量の1％以上のトランス脂肪酸を摂取していることが報告されています（J Epidemiol. 2010）。また、「1％超」の人たちに共通する食習慣として、菓子類をよく食べることが指摘されています。この研究では20代以下の若い人や小さな子どもたちの摂取量については示されていませんが、「菓子類をよく食べる」という習慣は、むしろこうした若い世代のほうがもっと該当するのではないでしょうか。本当に心配です。

そもそもWHOも、当初の「1％未満」では不十分だと判断したからこそ、2023年までの世界全体での一掃を目標にしたということを忘れてはいけません。「1％未満だから大丈夫」という考え方自体が、もはや時代遅れも甚だしいのです。**トランス脂肪酸は「ゼロがベスト」であり、何g以下だから、何％未満であれば、摂取しても大丈夫……というものではありません。**

「脂肪酸」という名前から、栄養素のひとつであるかのようにも思われがちですが、人工的なトランス脂肪酸は正真正銘の有害物質です。先ほどの飽和脂肪酸などのように、「とりすぎが問題」「減らせばよい」などというものではなく、あくまでもゼロがベストです。それなのに、どんな食品にどれくらいのトランス脂肪酸が含まれているか、今の日本では知る方法もほとんどないのです。

「乳製品まがい」のクリーミーな食品たちにご用心

ここで、トランス脂肪酸を回避するためのポイントをいくつか伝授しておきます。

まずは、加工食品のパッケージの原材料表示をじっくり見るようにしましょう。前述のような高リスク食品以外でも、**「マーガリン」**や**「ショートニング」**だけでなく**「植物（性）油脂」「加工油脂」「油脂加工品」「ファットスプレッド」**などと書かれていたら、トランス脂肪酸が含まれている可能性が非常に高いと考えてください（**図11**）。

次に注意すべきは「乳製品まがい」のクリーミーな食品たちです。

例えばホイップクリーム。生クリームのことだと思われがちですが、植物油脂（硬化油）が主原料のものも多く出回っています。シュークリームやエクレアなどの洋菓子には、ファットスプレッドとホイップクリームの組み合わせがよく使われています。

お手ごろな価格のアイスの「種類別」というラベル表記を見ると、「アイスクリーム」ではなく「アイスミルク」や「ラクトアイス」と書かれています。コーヒーフレッシュやクリーミングパウダーもしかり。これらはいずれも、多かれ少なかれ、クリーム（乳製品）の代わりに植物油脂が使われています。すべてトランス脂肪酸の高リスク食品なのです！

ちなみに、本物の乳製品を使っていればよいと言っているわけではありません。むしろ牛乳や乳製品も、トランス脂肪酸に負けず劣らず問題だらけなのは、先ほど説明したとおりです。

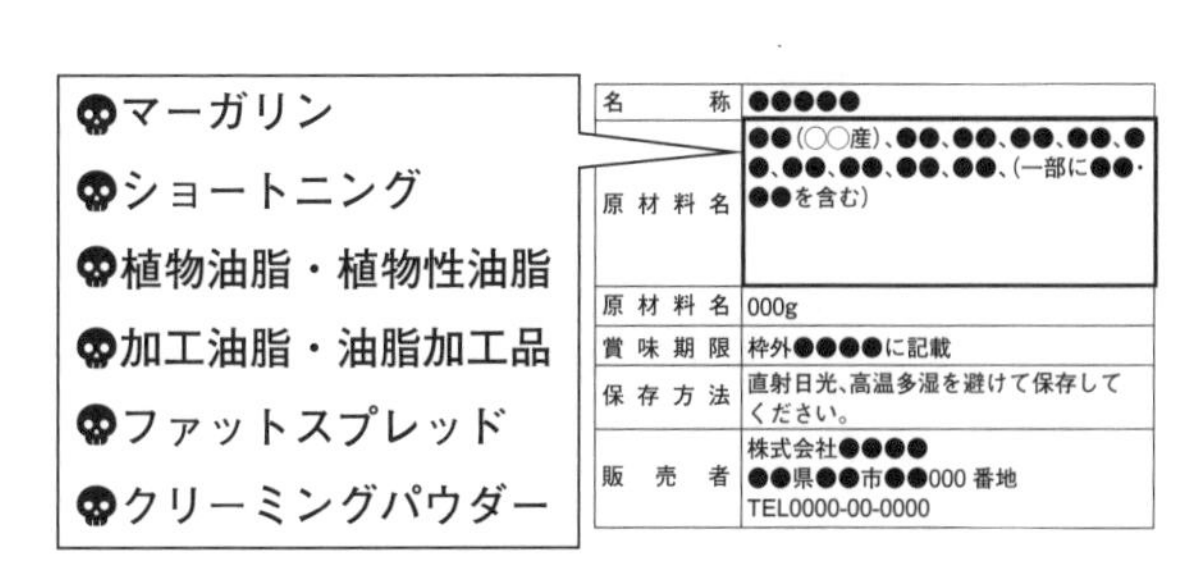

図11　トランス脂肪酸の含有リスクが高い原材料表示

そして、クリーミーな食品と言えば、マヨネーズのことを忘れてはいけません。主な原材料は油と卵と酢ですが、油には「植物油脂」が使われている製品が多くみられます。また、原材料にこだわったマヨネーズでもトランス脂肪酸が含まれることが分かっているのです。

クリーミーな食品ではありませんが、キャノーラ油やサラダ油、コーン油など、大きなボトルに入った安価な油にも要注意です。実際、大手油脂メーカーのホームページでもトランス脂肪酸の含有量を公表しています。この章の最初に「油の選び方」のところでも指摘したように、これらの油を家庭で使うのは今日からやめてください。

私がいつも気になっているのが、旅先のお土産屋さんでよく平積みで売られている「○○クッキー」や「○○ケーキ」などの菓子類です。1箱1000円くらいの手ごろな値段なので、ついつい家族や友人、職場などへのお土産に買い求めがちではないかと思いますが、そのほとんどに「マーガリン」や「ショートニング」、「植物油脂」などの原材料表記を見かけます。

これらが入ったものを人にあげたくないし、食べてもらいたくないので、お土産選びには毎回時間と労力がかかります。こうしたお土産には往々にして硬化油が使われていること、だからこそ平積みでいつまでも長持ちすること、そこにはトランス脂肪酸のリスクが常につきまとうことを、皆さんも知っておいてください。

JALNIの署名活動にご協力ください!

第1章でもお伝えしたように、私は日本幼児いきいき育成協会(JALNI)の理事としても活動しています。JALNIは、子どもの健全な育成を目的にさまざまな活動を全国各地で展開している組織で、活動の柱となっているのは「脱トランス脂肪酸」です。

ここまでお伝えしてきたように、今の日本の食生活にはいたるところにトランス脂肪酸が潜んでいます。でも、食品ラベルにトランス脂肪酸の含有量を表示するのが法律で義務付けられれば、少なくとも私たちはその表示を手がかり

JALNiからのお願い
トランス脂肪酸
食品成分表示義務化を。
WARNING
あなたの
署名
が必要です。
Trans Fat 0g
オンラインなら即できる
食べる?
食べない?
せめて選べる世の中に。

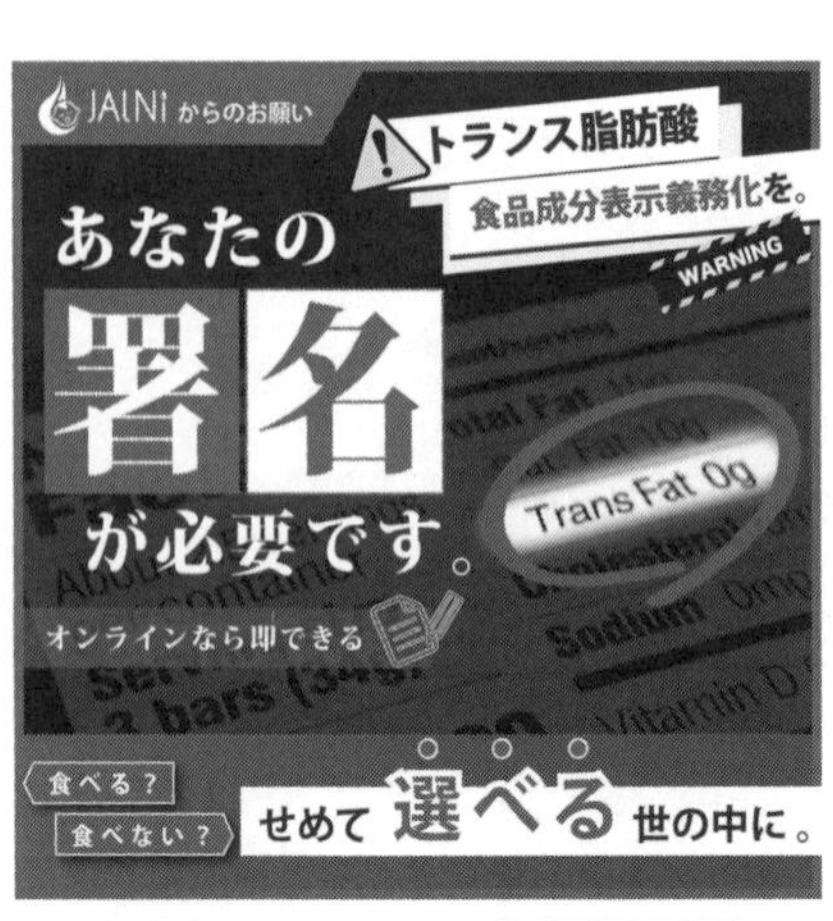

オンライン署名はこちら

署名用紙のダウンロードはこちら

に、自力で取捨選択を行うことができます。
ＪＡＬＮＩでは、【トランス脂肪酸の表示義務化】に向けて署名活動を行っています。小さな子どもたちや妊婦さんを、トランス脂肪酸の害から最優先で守らなければなりません。同時に、老若男女すべての人に「脱トランス脂肪酸」を強く意識してもらいたいと思います。ぜひとも、署名のご協力をよろしくお願いします！　署名用紙の送付をご希望の場合はＪＡＬＮＩ事務局（info@jalni.com）にお問い合わせください。

また、トランス脂肪酸に関するポスターも作製・配布しています。無料で提供していますので、興味をお持ちの方は同じくＪＡＬＮＩ事務局にお問い合わせください。

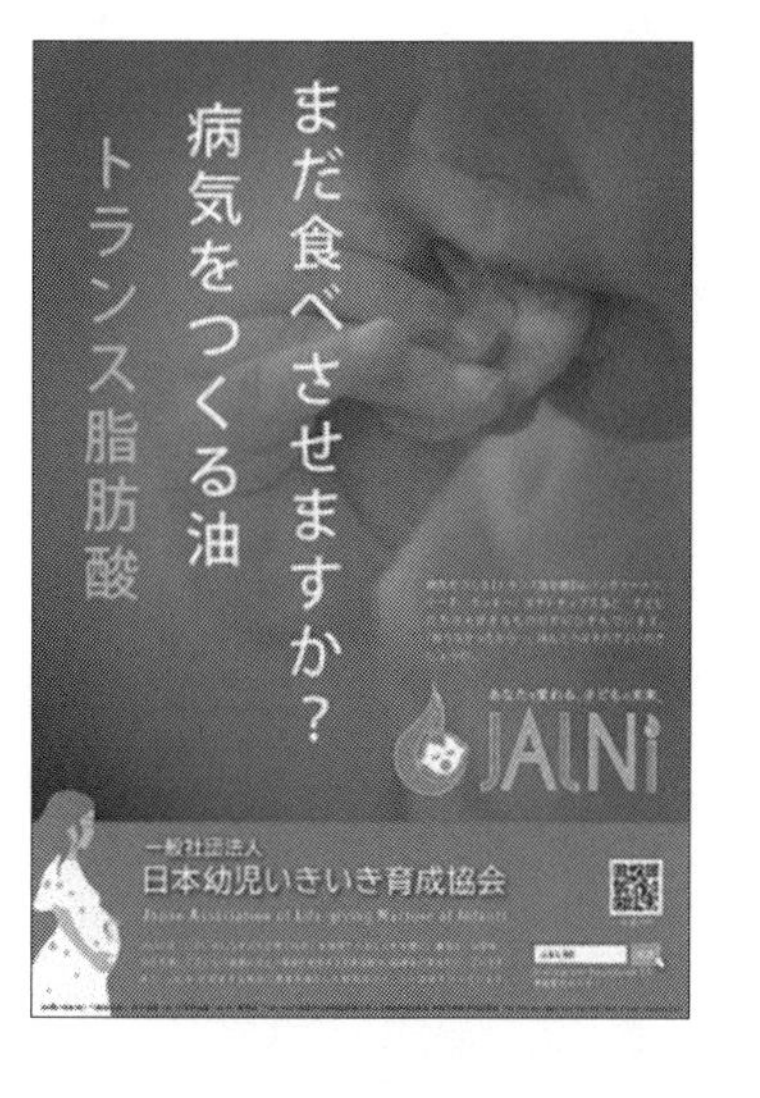

さまざまな病気をつくりだす危険な油
トランス脂肪酸を摂っていませんか？
は、
妊娠・出産前の女性や小さな子どもたちの健康を願うJALNIの活動を応援しています。
JALNi

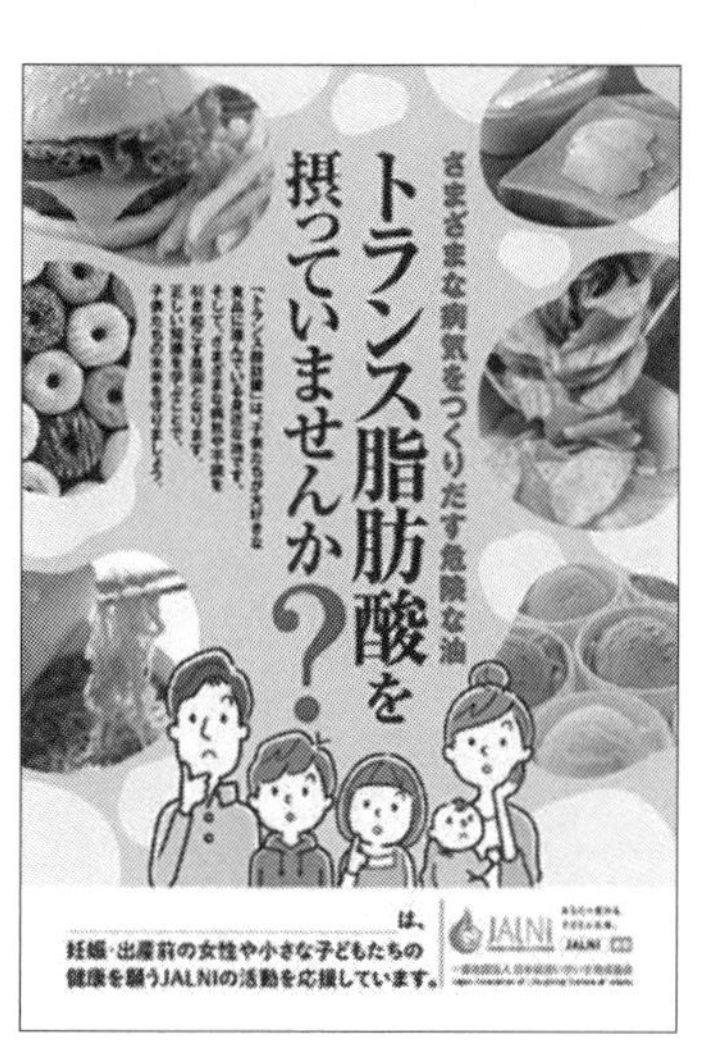

白い砂糖は「麻薬そのもの」くらいの認識で！

おやつといえば甘いもの。砂糖で甘くしたものを食べないと、おやつを食べた気になれないという人もいるかもしれません。

白い砂糖が体によくないということについては、世間でも〝常識〟になっているかと思います。とりすぎると肥満や虫歯の原因になったり、糖尿病を招いたり……というのが、その主な理由でしょう。また、「甘いものがやめられない」など、その中毒性が指摘されたりすることもあるわけですが、ここで皆さんに知っておいていただきたいのは、本当に中毒性のある物質、つまり「麻薬そのもの」だということです！

ここで、アメリカで行われたラットの研究結果をご紹介しておきましょう。それによれば、コカインやヘロイン、モルヒネ、ニコチンなどの薬物の乱用によって現れるのと非常によく似た依存症が、何と砂糖でも起こるというのです（Neurosci Biobehav Rev. 2008）。

具体的には、砂糖を与え続けたラットに砂糖を与えるのを中断し、再び与えたところ、そのラットは砂糖をとろうと激しく動き回るようになったり、より多くの砂糖をとるようになったりしました。また、砂糖の中断期間では、不安を示したり、歯をカチカチ鳴らしたり、体を震わせたりするなど、いわゆる禁断症状もみられました。さらにはラットの脳の構造自体にも、ヒトの薬物依存症患者に特有の変異が起こっていたといいます……。

砂糖の原料はサトウキビやサトウダイコンなどの植物（農産物）ですが、そこから抽出した溶液を濃縮したり、濾過したり、遠心分離を行ったりというのを何回も繰り返すことで最終的に残る、非常に高純度の白い結晶が砂糖です。その姿かたちまで、麻薬そのものに見えてきませんか？

「そんな大げさな⁉」と思っていた人も、こうした事実を知ると考えがきっと変わったはずです。

甘い味付けをしたいなら、黒砂糖やみりんなど、できるだけ精製度合いが低い伝統的なものを選ぶようにしましょう。もちろん、その場合でもあくまでも「適量」にとどめることがポイント。とりすぎには要注意です！

カタカナだらけの不自然な甘味料にもご用心

「砂糖がダメなら、砂糖代わりの甘味料ならいいの？」という声が聞こえてきそうですが、残念ながら、ほかの甘味料にも注意が必要です。

最近、カロリーゼロやカロリーオフをうたった炭酸飲料やノンアルコールビールなどが盛んに宣伝されています。しかし、どちらもかなり不健康だということ、ご存じでしたか？

これらの飲み物の原材料ラベルをよく読んでみてください。さまざまな食品添加物と一緒に、「アスパルテーム・L-フェニルアラニン化合物」「アセスルファムK／アセスルファムカリウム」「スクラロース」「ネオテーム」などのカタカナ語が並んでいることに、すぐ気づくはず。これらはいずれも人工甘味料と呼ばれるもので、砂糖などの代わりに甘みを付けるために使われています。

これらの人工甘味料は、飲み物以外にも、アイスクリームやガム、アメなどのほか、スナック菓子や冷凍食品など、それほど甘さを感じないような、さまざまな加工食品にも広く利用されています。

いずれも、少量で強い甘さを感じるのが特徴で、砂糖に比べて数百倍〜数万倍もの甘みを持っているにもかかわらず、体内ではほとんど消化吸収されず、エネルギー源として使われなかったり、虫歯の原因にもならなかったりといった点が主なメリットとして知られています。そのため、まるで〝夢の甘味料〟などと思われている風潮さえありますが、どれも自然界には存在しない、不気味なものであることをお忘れなく！

実際、それぞれの甘味料に対してさまざまな健康問題のリスクが指摘されています。例えば、アスパルテームでは頭痛や不眠、うつ、アルツハイマー型認知症など、「脳」へのさまざまな悪影響が疑われているほか、心臓発作やがんとの関連性も報告されています。アセスルファムカリウムは、動物実験で肝機能障害や免疫力の低下が示されています。スクラロースでは、腸内細菌や腸内環境に悪影響を及ぼす恐れが……。日本では2007年に認可されたネオテームや、2014年に認可されたアドバンテームにいたっては、研究が十分に行われておらず、それぞれどんなリスクをはらんでいるかも分かりません。

カタカナ語ではありませんが「人工果糖」もクセモノです。食品ラベルでは「異性化糖」や「果糖ぶどう糖液糖」などが人工果糖に該当します。清涼飲料水などにもよく使われているので、無意識のうちに子どもに飲ませている人も多いはずです。

天然の果糖はもともと果物に多い糖なのですが、それを工業的につくり出したのが人工果糖です。人工果糖は砂糖よりも糖化（コゲ）を10倍も促進するといわれています（Biochemistry. 1988）。糖化は体内のタンパク質を変性させる化学反応で、心身のあらゆる健康問題に関連しています。また、人工果糖はとうもろこしやじゃがいも、さつまいもなどのデンプンからつくられていて、その多くが遺伝子組み換え作物だといわれています。つまりこの点でも安全性が未知数だということです。

こうした人工甘味料などにおいて、感覚的に「なんかちょっと変」「何となく気味が悪い」と思うものは、とらないに越したことはありません。こういう感覚を磨きながら、できるだけ自然に食べ、自然に生きていきましょう！

夜の過ごし方

働き盛りの世代は、朝食0・5食＋昼食1食＋夕食0・5食＝1日2食にし、おやつも食べないのが理想です。夕食の量が多くならないように気をつけましょう。

シニア世代の方は、1日の食事量が少なすぎるのもよくないので、体調と相談しながら1日の食事配分を行ってみてください。無理にたくさん食べる必要はありませんが、1食の内容（質）にはこだわりましょう。どの世代でも、就寝中にまで消化のためにエネルギーを費やして睡眠の質を妨げてしまわないように、就寝3時間前、できれば夜8時までには、食事を終えるようにしましょう。

入浴時には、浴槽に塩化マグネシウムを溶かして「マグネシウム入浴」（56ページ）を行ってください。食べ物からだけではなく皮膚からもマグネシウム補給をしておけば万全です！　とても体が温まりますし、疲れがとれてぐっすり眠れます。特にアスリートの方から、マグネシウム入浴は疲れのとれ具合が違うという声をよく聞きます。皆さんもぜひお試しください。

大人の場合、睡眠時間の理想は6時間以上を目安にしましょう。ただし何時間眠るかよりも、いかに質の高い睡眠をとるかのほうが重要です。毎日決まった時間に早寝早起きするように心がければ、規則正しい生活が〝睡眠ホルモン〟のメラトニンの分泌時間や分泌量を調節し、体内時計や睡眠サイクルが整うことで、質の高い睡眠につながります。朝のゴールデンタイム（61ページ参照）

に続き、一日の中で「ゴールデンタイム」の第2弾である、午後10時から午前2時までの時間を、できる限り睡眠に費やすようにしましょう。

子どもの場合は、必要となる睡眠時間が年齢によって大きく異なるので、（**図12**）を参考にしてみてください。もちろん大人と同様、早寝早起きが理想です。

休日前夜は大人も子どもも夜更かししたり、休日に寝だめしたりしがちですが、週末の遅寝遅起きだけでも時差ボケを起こして、心身の健康に悪影響を及ぼすことが分かっています。平日も休日も、できるだけ同じ時間に就寝し、同じ時間に起床するようにしてください。

晩酌をする方は、この後にご紹介する「アルコールとの付き合い方」をじっくりお読みください。寝酒（ナイトキャップ）は、むしろ睡眠の質を下げるので逆効果です。

リラックスタイムにおすすめしたいのが「瞑想」です。丹田（おへその10cm下あたり）を意識しながら、鼻から2秒吸って8秒で吐き切るという腹式呼吸を行ってみてください。穏やかな気分になり、睡眠の質も高まります。

図12　子どもの睡眠時間の目安

1～2歳	11～14時間
3～5歳	10～13時間
小学生	9～12時間
中高生	8～10時間

出典：厚生労働省「健康づくりのための睡眠ガイド2023」

「お酒が強くなった」に潜む恐ろしい真実とは

皆さんは、お酒とどのように付き合っていますか？　例えば、市販のストロング系チューハイなどにも、先ほどの人工甘味料が多用されています。そのおかげで、アルコール度数が高めなのにすっきり甘いのでぐいぐい飲めてしまうという、なかなかに危険な飲み物です。ここではアルコール全般について、どのように付き合っていけばいいかをお伝えしたいと思います。

皆さんや周りの方々の中には、「昔はグラス1杯のビールでもフラフラになっていたけど、最近はもう少し飲めるようになった」という人、いませんか？　お酒に強くなったということで、一見するとポジティブな変化のようにも思えますが、実はこれ、かなり危険なサインなんですよ!!

なぜかというと、お酒があまり飲めなかった頃は、肝臓でのアルコール処理能力が限られていた状態だったのが、お酒を飲んでいるうちに、アルコール以外の有害物質を処理するためのシステムも一緒に働き始めるからです。これが、いわゆる「お酒に強くなる」というメカニズムです。「肝臓がパワーアップするんだから、やっぱりいいことなんじゃないの？」と思われるかもしれませんが、残念ながら、答えは「ノー」。なぜかというと、本来はほかの有害物質を処理しないといけないのに、アルコールの処理まで行っていては、この解毒システムに大きな負担がかかってしまうからです。その結果、デトックス全体のパワーが弱まってしまうことに……。

農家の人が、農薬を散布した日の夜にはお酒を飲まないようにしているという話を聞いたことはありませんか？　有害な農薬を吸い込んで体内に取り込んでしまっているから、肝臓でしっかり処理するために、アルコールが解毒システムを邪魔してしまわないよう、飲酒を控えるというわけです。

ちなみに、コーヒーなどに含まれるカフェインも、肝臓の解毒システムの中で処理されます。ということは、コーヒーを1日に何杯も飲みながら晩酌を欠かさないという人は、カフェインとアルコールだけで、毎日これでもかというほど肝臓を痛め付けているようなものなのです！　しかも肝臓は、「沈黙の臓器」と呼ばれるほど打たれ強い性格。どれだけダメージを受けてもSOSを発しないので、いつの間にか深刻な事態に陥ってしまうのです。

現代人は、どれだけ生活に気をつけていても、水銀やヒ素、農薬、環境ホルモンなど、たくさんの有害物質を体内に取り込んでしまっています。また体内でもさまざまな有害物質が発生します。これらにきちんと対抗するためには、デトックスの中核を担う肝臓を、普段からできるだけいたわってやらないといけません。これからは、お酒が飲めない人は特に、無理に飲まないようにしてください。「前より飲めるようになった！」などと誇らしげに思っていると、あとで痛い目にあいますよ！

お酒を飲むときに欠かせない栄養素たち

アルコールが肝臓で処理されるときには、アルコール→悪酔い物質（アセトアルデヒド）という第1段階と、悪酔い物質→酢酸（お酢の主成分）の第2段階に分けて行われています（図13）。第1段階の処理で最も重要な栄養素は、ミネラルの亜鉛です。アルコールを処理するための酵素（化学反応を効率化させる物質）の成分として絶対に欠かせません。

第2段階で最も重要な栄養素はビタミンのナイアシンです。ビタミンB群の一種で、このナイアシンが十分にないと、悪酔い物質が体の中で長く居座ったままになってしまいます。これがいわゆる「二日酔い」の原因なのです！

また、第2段階が終わった後の酢酸はエネルギー源として利用されるのですが、利用するためにはマグネシウムやビタミンB群が不可欠です。

さらに注意すべきは、アルコールによる利尿作用です。お酒を飲むとトイレが近くなるのは、お酒の水分が単にそのまま尿として出ていっているわけではなく、排尿をコントロールしているホルモン（バソプレシン）の働きをアルコールが弱めてしまうので、通常よりも尿の量が増えた結果なのです。そしてこのような利尿作用を通じて、脱水傾向になるだけでなく、マグネシウムをはじめとする貴重な栄養素たちも一緒に出ていってしまいます。実際、アルコール依存症の人では、深刻なマグネシウム欠乏が頻繁にみられるほどです。

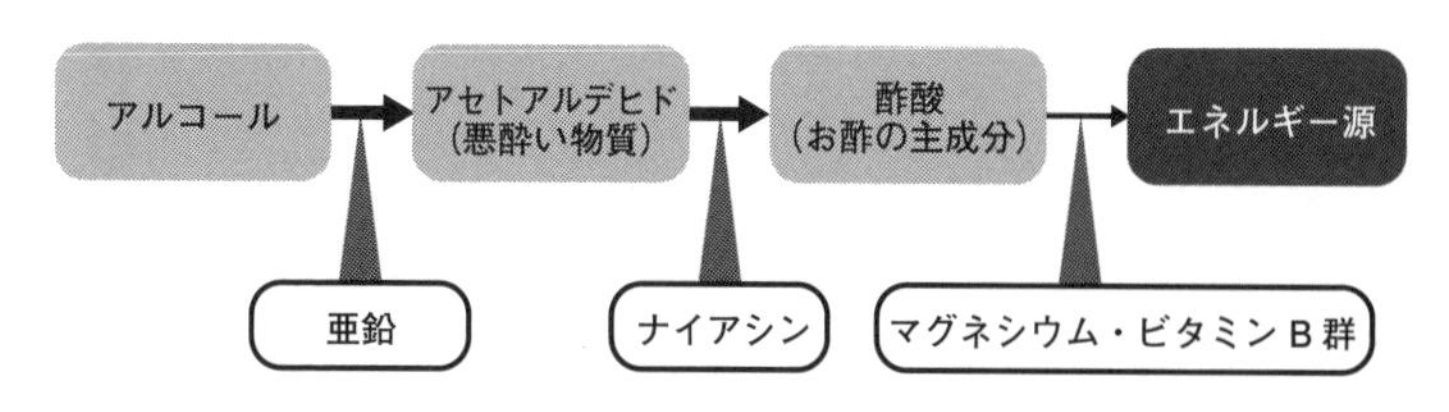

図13　アルコールが肝臓で処理される仕組み

そして、忘れてはならないのがタウリンです。肝臓の細胞が再生するのを促進してくれるので、肝臓をいたわりつつ、アルコールをしっかり処理してもらう上で、とても重要な存在です。

亜鉛、マグネシウム、ビタミンＢ群、タウリン……。これらの栄養素の恩恵を受けるためには、普段の食事でしっかり摂取しておくのはもちろん、必ず「おつまみ」を食べながらお酒を飲むことも大切です。基本的には、「究極の食事」の食材をベースにしたおつまみを一緒に食べていれば、これらの栄養素や栄養素の材料をまんべんなくとることができます。特に枝豆や冷や奴など豆類のおつまみがおすすめです。アルコールの処理に不可欠な栄養素が豊富で、尿酸値を下げる効果も期待できます。

毎日の食生活にあわせて、良質なサプリメントもぜひ有効活用してください。また、お酒を飲む場合でも、連続で週２日以上は休肝日を設けるようにしましょう。

夜は人工光を遠ざけ、温冷浴で適度なストレスを

就寝前にテレビを見たり、ＰＣやスマホ、タブレットをチェックしたりすると、それぞれの画面から強い人工光を浴びることになります。この光が目に入ってメラトニンの分泌が抑制されてしまうのです。本来はメラトニンが多く分泌される時間帯ですから、このせいで睡眠の質が低下してしまいます。このため、眠る前にはこうした画面や部屋の照明からの強い光（明るい光）をできるだけ避けるようにし、間接照明など暖色系のやわらかい光を活用しましょう。

近年では夜間の屋外人工光によるさまざまな悪影響も指摘されています。例えば、脳卒中のリスク増（Stroke. 2024）、目の病気の加齢黄斑変性を助長（JAMA Netw Open. 2024）、糖尿病のリスク増（Diabetologia. 2023）、甲状腺がんのリスク増（Cancer. 2021）、不眠の要因（J Clin Sleep Med. 2018）……といったものです。思いもよらないような健康問題にも関連していることが分かります。夜になっても屋外が妙に明るいと感じる場合は、寝室の雨戸を閉めたり、遮光性の高いカーテンに交換したりするなどの対策をとってみてください。

そして「適度なストレス」。ストレスは諸悪の根源で、ストレスに適度も何もないんじゃないの⁉と思われるかもしれませんが、実はストレスの中には「良いストレス」があって、それを適度に受ける生活習慣こそが真の免疫力を高める秘訣なのです！

特におすすめなのは温度差（温冷）のストレスです。温冷浴（交代浴）ならご家庭でも気軽にと

り入れることができます。まずは40〜42℃のお湯に2分ほどつかります（温浴）。ここでは何といっても「マグネシウム入浴」（56ページ）が特におすすめです。体が温まったら湯船から出て、水のシャワーを全身に30秒ほど浴びます（冷浴）。この温浴と冷浴を10分ほど繰り返し、最後は冷浴で終えるようにしましょう。

このような温冷の刺激は、私たちの体にとって適度なストレスとなり、ＨＳＰ（ヒートショックプロテイン）という物質が細胞内で増加します。すると、細胞の修復が促進されたり、免疫力が向上したりすることが分かっているのです。ちなみに温度差のほかにも、私たちにとって適度なストレスとなり、ＨＳＰを増やすのに役立つ要素があります。それは「断食」と「運動」です！　これらを習慣化すれば免疫力アップに大いに貢献します。

なお、適度なストレスについては、父の著書『死ぬまで元気に生きるための七つの習慣』（山と溪谷社）で詳しく解説されていますので、あわせてお読みになってください。

第3章

“知世流”健康問題の捉え方と治し方

細胞環境デザイン学に基づく「9つのメソッド」を医療に応用

第2章では、一日の過ごし方についてポイントを示しながら、食や医療の問題で気になることをお伝えしました。この章では、第2章でお伝えしたことをふまえつつ、現代に生きる私たちが見舞われている、心身のさまざまな健康問題について、私なりの捉え方や防ぎ方、そして改善のためのアプローチについて提案していきたいと思います。

まずは、杏林予防医学研究所の活動の柱となっている、細胞環境デザイン学に基づく「9つのメソッド」について、あらためて簡単に解説しておきましょう。なお、「9つのメソッド」の詳細については、第1章でもご紹介した杏林アカデミーの講座でじっくり学ぶことができます。ぜひ受講してください。

メソッド❶：栄養（Nutrition）

植物性主体の未加工の食事で構成された「究極の食事」が基本です。①精製や加工の度合いが低い食べ物を選ぶ、②マグネシウム、亜鉛、セレンの「三大ミネラル」の豊富な食品を多くとる、③食物繊維とレジスタントスターチの豊富な食品を多くとる、④油（脂肪酸）のとり方に注意する、⑤動物性タンパク質源を減らし、植物性タンパク質源を増やす、⑥できるだけ農薬不使用・化学肥料不使用のものを選ぶ、⑦ローフード（生の食べ物）や発酵食品をフル活用するというのが主なポイントとなります。これらのポイントに基づいた食事をとりましょう。

メソッド❷：運動（Exercise）

運動が健康によいこと自体は、もはや常識のようになっていますが、その健康効果は何も「ダイエットに役立つ」とか「筋肉や骨を丈夫にする」といったことだけにとどまりません。例えば、少し早足のウォーキングによって、細胞内のミトコンドリアが増加し、疲れにくく持久力の高い体になります。また、運動によって筋肉が刺激を受けると、成長ホルモンの血中濃度が高まるとともに、脳由来神経栄養因子（ＢＤＮＦ）という、神経細胞の増殖に不可欠なタンパク質の合成も促進されます。運動は認知症の予防や改善にも役に立ちます。体を動かす習慣を身につけましょう。

メソッド❸：水（Water）

水は、生物が生きていく上で絶対不可欠なものです。細胞の中にあるものの大半が水分であり、酸素や栄養素を運んだり、老廃物の排出を促したり、細胞レベルで行われるさまざまな化学反応（生命活動）を行ったりします。だからこそ、それを維持するために水を飲まなければなりません。近年では農薬や化学肥料の影響で土壌からしみ出した有害な硝酸態窒素が、水道水だけでなく多くのミネラルウォーターからも検出されています。環境を守り、豊かな水を守ることは、自らの体を守ることと同義です。水の質にも十分にこだわりましょう。

メソッド❹：日光（Sunlight）

免疫や骨の健康に重要な役割を果たすビタミンDは、きのこ類や乾物などの食べ物から得られるものの、太陽の光（紫外線）を浴びることのほうが重要であり、これによって体内でつくり出すことができます。明け方の日光には青色光が多く含まれていますが、私たちの目や皮膚の細胞には、この青色光を感知する受容体があり、青色光を感知するとインスリン様成長因子（ＩＧＦ－１）という物質が多くつくり出され、細胞や組織の成長・再生を促します。また、早朝の青色光を浴びると体内時計が調整され、概日リズム（約24時間周期の生理現象）がスムーズになります。早朝ウォーキングなどで日光の恩恵を受けましょう。

メソッド❺：音（Sound）

音や音楽は食や栄養と同じくらい、あるいはそれ以上に大切です。食べ物から必ず得なければならない必須栄養素があるように、環境中から必ず聞かなければならない「必須音」があります。赤ちゃんがお母さんのお腹の中にいるときは目が見えず、周囲の情報を視覚から得ることはできませんが、音だけはしっかり聞いています。また、音で重要なのはメロディーではなく振動です。私たちは耳で音を聞いているだけでなく、全身の細胞で聞いています（振動に共鳴しています）。そして、その共鳴が生命活動に大きく影響しているのです。「必須音」のある暮らしを取り戻しましょう。

メソッド❻：節制・断食（Temperance）

消化ほどエネルギーを使うものはありません。空腹になれば、そのエネルギーは全身の細胞の修復やメンテナンスに使われます。仏教の教えで「朝は少食（しょうじき）、昼は正食（しょうじき）、夜は非食（ひじき）」というものがあります。例えばこれにならい、昼食を午後1時に食べ終わってから夕食をとらずにいれば、翌朝の7時に軽めの朝食をとるまでに約18時間の断食を行うことになります。質の高い食事を少なくとり、定期的な断食を習慣にしましょう。代替エネルギー源としてつくり出されるケトン体の健康効果を最大限に享受できます。

メソッド❼：空気（Air）

空気や呼吸も重要な要素です。日光を浴びるのに最適な時間帯が明け方であるのと同様に、最も空気が澄んでいるのも早朝です。リラックスした状態のときには副交感神経が優位になりますが、これはゆっくりした深い呼吸によってもたらされます。現代人は交感神経過多で、無意識に呼吸が浅くなったり口呼吸になったりしていることが多いため、鼻で深呼吸する機会を意図的につくり、副交感神経を優位にしましょう。早朝に瞑想を行うのもよいでしょう。

メソッド❽：休息（Rest）

全身の細胞は、過度の紫外線や活性酸素、環境中の有害物質などを通じて、毎日の生活の中で常にダメージを受けていますが、ダメージを受けてもきちんと修復する仕組みが備わっています。そんな細胞の修復は睡眠中に行われるため、睡眠の質はとても大切です。睡眠の量（睡眠時間の確保）ばかりが取りざたされがちですが、睡眠の質を高めることのほうがはるかに重要です。睡眠を妨げるような要因をなくし、早寝早起きを習慣づけましょう。そうすれば、レム睡眠とノンレム睡眠のサイクルが規則正しく行われます。

メソッド❾：信仰・氣（Trust）

日本には古くから、あらゆるものに神が宿っている（八百万の神）という自然崇拝が古くから定着しています。花鳥風月、山紫水明、森羅万象……。私たち人間もこうした自然の一部であり、気温や気圧、湿度などの変化に応じて神経やホルモンなどを駆使しながら、体内の環境を調節しています。自然とうまく調和すれば健康でいられますが、調和できないと病気になります。自然界との不調和によって起きた病気や体調不良を、自然に反して、人間の力でコントロールしようとするのは、自然に対する冒涜行為です。自然に感謝し、自然と調和しましょう。

これらの「9つのメソッド」を徹底すれば、細胞が大いにポテンシャルを発揮し、ひいては私たちの心身の健康に貢献してくれるというわけです！

結論としては、第2章でお伝えした食習慣や生活習慣のポイントをどんどん実践すれば、どんな健康問題の予防や改善にも大いに役立つという話です。ここからは近年の研究結果に照らし合わせながら、代表的な健康問題の対策法について、「リスクを下げる要素」と「リスクを上げる要素」の両面から、それぞれお伝えしていくことにしましょう。

なお、それぞれの健康問題に処方される一般的な薬への見解（薬とどう付き合うべきかなど）については、この章の最後に紹介するオンライン外来などを通じてご相談ください。

糖尿病――適切な摂取源から、糖をしっかりとろう

生活習慣病の代名詞ともいうべき2型糖尿病。その対策のポイントは、糖を何からとるか（摂取源）を吟味することと、体内で糖をいかにスムーズに利用できるようにするか（糖代謝）です。ちなみにこれは、2型糖尿病だけでなく1型糖尿病にも共通しています。

糖尿病のリスクを下げる要素

☺ 健康的な植物性主体食（Diabetologia. 2022）

アメリカの研究チームは1万名超の被験者を対象に、食事内容の調査を行いました。被験者の食事は、▽植物性主体食指数の全体（PDI）、▽健康的な植物性主体食指数（hPDI）、▽不健康な植物性主体食指数（uPDI）という3種類の指数に基づいて、それぞれの実践度合いに応じて採点されました。

その結果、追跡期間中に2型糖尿病の診断を受けた人では、2型糖尿病を発症しなかった人に比べて、健康的な植物性食品の摂取量が少なかったほか、PDIおよびhPDIのスコアが低かったことが分かっています。

山田知世の補足ポイント

植物性食品なら何でもいいというわけではなく、あくまでも健康的なものを選ぶべきというメッセージが伝わってきます。質の高い植物性主体食には、マグネシウムや亜鉛、ビタミンB群、食物繊維をはじめ、糖代謝を円滑にするような貴重な栄養素が豊富に含まれています。ファイトケミカルなど各種の抗酸化物質も大いに役立っていることでしょう。

ちなみにこの研究では、食事内容は18種類の食品群の摂取量に基づいて評価され、その内訳は、▽健康的な植物性食品（全粒穀物、果物、野菜、種実類、豆類、植物油、紅茶／コーヒー）、▽不健康な植物性食品（精製穀物、果物ジュース、じゃがいも、加糖飲料、スイーツ／デザート）、▽動物性食品（動物性油脂、乳製品、卵、魚介類、肉類、その他）というものでしたが、「植物油」をまとめて健康的な食品に分類しているのはいただけません……。第2章でもお伝えしたように、油のとり方には細心の注意を払うようにしましょう。また、じゃがいもについては、デンプン（糖質）が多いことと、欧米ではフライドポテトとして食べることが多いため「不健康」に割り当てられているのだと思いますが、調理法さえ注意すれば、食物繊維も豊富なヘルシー食品です。農薬の心配がないものを皮ごと食べるようにしてください。

☺ 全粒穀物の摂取（Nutrients. 2021）

これはフィンランドの研究結果です。毎日の食事の一環として1サービングの全粒穀物を摂取すれば、全粒穀物を食べない人に比べて集団レベルで2型糖尿病を減らし、その結果として糖尿病関連の医療費をダイレクトに削減できると試算されています。次の10年では、社会の潜在的なコスト削減は現在の貨幣価値で3億ユーロ（マイナス3・3％）〜10億ユーロ（マイナス12・2％）に達する見込みとのことです。

山田知世の補足ポイント

「サービング」（serving）という単位や概念は日本ではあまりなじみがないかもしれません。ざっくり「1サービング＝1食分」だと考えてください。この研究結果は、炭水化物は決して〝悪者〟ではなく、あくまでも何からとるか（摂取源）が重要であることを物語っています。最近では、生活習慣病の2型糖尿病に限らず、自己免疫疾患（免疫系が自分の体を攻撃してしまう病気）の1型糖尿病患者でさえ、高炭水化物食のほうが改善に役立ったという研究結果も示されています（Clin Diabetes. 2024）。

一日の食事の中で、主食には1食でも多く全粒穀物を食べるようにしましょう。玄米ご飯をベースに、麺類なら挽きぐるみの十割そばなどもよいでしょう。粉ものには玄米粉やそば粉をフル活用してみてください。

☺ 低GI食（BMJ. 2021）

カナダやスペインなどの国際研究チームが、1型糖尿病と2型糖尿病の患者1600名を対象に行ったものです。そこでは、グリセミック指数（GI）やグリセミック負荷（GL）の低い食事パターンは、GIやGLの高い食事に比べて、血糖指標のHbA1cの低下に関連していたことが示されています。ほかにも、空腹時血糖や炎症マーカーのCRP（C反応性タンパク）などの低下もみられました。

山田知世の補足ポイント

GIは、食品ごとの血糖値の上昇度合いを示す指標で、GI×炭水化物の重量で血糖値の上昇度合いを示したのがGLです。基本的に、精製加工食品ほどGIやGLが高く、未加工の食品ほど低い傾向があります。つまりここでは、「できるだけ食品そのままを丸ごと食べる」がポイントです。

それに、質の高い植物性主体食は総じて低GI／GL食なので、難しく考えなくても「究極の食事」（48ページ）を実践してさえいれば大丈夫。糖尿病の人もそうでない人も、ぜひ「究極の食事」を意識してみてください！

☺ 果物の高摂取（J Clin Endocrinol Metab. 2021）

これはオーストラリアの研究です。オーストラリア人7600名のデータを調べ、果物および果物ジュースの摂取量と、5年後の2型糖尿病の有病率を評価しました。その結果、1日に2サービング以上の果物を食べた人では、0・5サービング以下しか食べなかった人よりもインスリンの働きがよく、糖尿病の発生率が低かったことが分かっています。

このような効果は果物ジュースではみられず、果物を丸ごと摂取した人のみに観察されたとのことです。果物に含まれるミネラルやビタミン、食物繊維、ファイトケミカルが相乗的に役立っているのではないかと推測されています。

山田知世の補足ポイント

一般的には「果物は糖分が多いから、糖尿病にはよくないんじゃないの？」と思われがちかもしれませんが、この研究結果も示しているように、実際にはむしろ糖尿病を防いでいます。ただし日本の場合、品種改良が進んで極端に糖度の高い果物が多く出回っているので、これらはさすがにリスクが高いと思います……。そういう果物や果物ジュースは避けつつ、日本で昔から食べられている、旬の新鮮な果物をたくさん食べるようにしてください。

いわしなどの青魚（Clin Nutr. 2021）

日本と同じく魚介類をよく食べる国、スペインの研究結果です。前糖尿病（糖尿病予備軍）の65歳以上の患者150名を2群に分け、一方には毎週200gのいわし（オリーブオイル漬けの缶詰）が与えられ、もう一方には与えられませんでした。その結果、いわしを摂取しなかったグループでは、2型糖尿病の高リスク群が研究開始時点27%、1年後22%であったのに対し、いわしを摂取したグループでは研究開始時点の37%から1年後には8%にまで減少していました。

研究チームは、いわしに多く含まれるタウリンやオメガ3脂肪酸、ビタミンDなどの栄養素が糖尿病の予防に役立つことを説明しています。

山田知世の補足ポイント

いわしやあじ、さばなど、天然の小型の青魚は、DHAやEPAなどのオメガ3脂肪酸の摂取源として適しています。細胞膜がやわらかくなって、インスリンをつくるのも受け取るのもスムーズになった結果、糖尿病のリスクが下がるものと考えられます。

この研究ではタウリンに言及されているのもいいですね！　**タウリンには細胞膜を安定させる働きがあるので、オメガ3脂肪酸との相乗効果が期待できます。**

まぐろなどの大型魚は水銀などの有害物質が蓄積されているので、魚を食べるならできるだけ小型のものを選ぶようにしてください。また、この研究ではいわしの缶詰が使われていましたが、缶詰の内側のコーティングは環境ホルモンの溶出リスクが高いので、缶詰の魚はあまり頻繁には食べないようにしましょう。

☺ 食物繊維（PLoS Med. 2020）

ニュージーランドの研究チームが、1型もしくは2型糖尿病の8300名から収集したデータを分析したところ、食物繊維の摂取量が多い人は最も少ない人に比べて、早期死亡率が大幅に低下していました。

具体的には、1日19g（ニュージーランドの平均）の人と比較すると、1日35gの人では早期死亡リスクが35％減少していたことが分かっています。

研究チームは食物繊維の摂取量を増やす方法として、▽白パンを全粒粉パンに変える、▽玄米や玄米パスタを試してみる、▽いつもの食事に豆類を加える、▽野菜をもう1品加えてみる……などを推奨しています。

山田知世の補足ポイント

食物繊維は血糖値の急上昇を防いでくれます。玄米ご飯を柱にした「究極の食事」であれば、すでに高繊維食なので安心です。私がおすすめする高繊維食品ベスト3は、「そば」「小豆」「さ

「つまいも」。どれも1食分で食物繊維がたっぷりとれますよ！

☺ 断続的断食（JAMA Netw Open. 2023）

これはアメリカの研究結果です。肥満の2型糖尿病患者75名を▽時間制限食、▽カロリー制限食、▽対照の3グループに分け、さまざまな健康指標が6か月間にわたって測定されました。

その結果、時間制限食のグループ（毎日正午から午後8時までの8時間だけ食事をとる）は、カロリー制限のグループ（普段より25％減らした食事）よりも、6か月間での減量効果が大きかったことが示されています。両グループとも、ＨｂＡ1ｃ（糖尿病の指標のひとつ）の数値は同等に低下しました。

山田知世の補足ポイント

断続的断食（intermittent fasting）にはさまざまな方法がありますが、この研究で採用されたのは時間制限摂食、いわゆる16時間断食です。一日の中で食べない時間を増やせば増やすほど、全身の細胞は自分のメンテナンスをじっくり行えるので、結果的に糖尿病の改善にも役立つというわけです。

ちなみに別の研究では、同じ方法で糖尿病が完治した（薬での治療が必要なくなった）という驚異的な結果も報告されています（Endocr Rev. 2022）。断食力って本当にすごい！とあらためて実感できます。

☺ お湯につかる入浴（Cardiol Res. 2022）

いかにも日本らしい研究結果です。外来の２型糖尿病患者１３００名を対象に、入浴の習慣に関するアンケートに回答してもらったところ、お湯につかる入浴（浴槽入浴）の頻度が高い人ほどHbA１cの数値が低いことが示されました。

研究チームは浴槽入浴の効果として、体温上昇と血管拡張によって血流や血管の働きが改善したり、血管拡張作用のある一酸化窒素が増加したり、インスリンの効き具合がよくなったりすることなどが考えられると説明しています。

山田知世の補足ポイント

「お風呂と糖尿病にどんな関係があるの!?」と思われるかもしれませんが、血流改善や血管拡張の相乗効果の可能性と聞けば納得されるのではないでしょうか。シャワーだけで簡単に済ますより、湯船にしっかりつかるようにしましょう。第２章でもご紹介した「マグネシウム入浴」（56ページ）なら、糖尿病対策にもさらに◎です！

糖尿病のリスクを上げる要素

肉類の摂取（Am J Clin Nutr. 2023）

アメリカの研究チームが20万名超の健康データを分析した結果です。赤身肉を最も多く食べる人では最も少ない人に比べて、２型糖尿病の発症リスクが62％高いことが示されています。また、加工肉を１日１食分多く食べると46％のリスク増、未加工の赤身肉でも24％のリスク増が報告されています。

その一方で、１日１食分の赤身肉を種実類や豆類など植物性タンパク質源に置き換えると、糖尿病のリスクが30％低下しました。

山田知世の補足ポイント

糖尿病に肉がよくないというのはあまり一般的ではないかもしれませんが、肉類に多く含まれる飽和脂肪酸やヘム鉄のほか、肉の高温調理で発生するＡＧＥやヘテロサイクリックアミンなどの有害物質が、相乗的に悪影響を及ぼすと考えられています。研究チームも、肉を食べるなら週１回までにとどめることを推奨していて、やはり肉類は「嗜好品」として位置付け、週末だけの楽しみにするなどがよさそうですね。そして加工肉にはくれぐれも要注意です！

卵の高摂取（Br J Nutr. 2021）

これは中国とカタールの共同研究で、8500名の中国人を対象に調査を実施したところ、鶏卵の長期的な高摂取（1日38g超）が糖尿病リスクを約25％高めていました。1日1個（50gに相当）以上の卵を常食している人では、このリスクが6割増にまで達していたとのことです。

論文では、卵をよく食べる食事パターン（精製炭水化物食品やバター、菓子類、デザート類が多い）が相乗的に糖尿病のリスクを高めていることや、卵に含まれる栄養素のコリンが腸内細菌によってTMAOという有害物質に変換され、これが炎症を起こすことで寄与しているのではないかと推測しています。

山田知世の補足ポイント

卵を1日1個以上食べている人は、日本でも結構多いのではないかと思います。卵がコレステロール値に影響しないことはかなり以前から立証されていることもあり（Br J Nutr. 2006）、卵を食べるだけで糖尿病のリスクが高まってしまうというのはちょっと意外です。しかし、「卵をよく食べる食事パターン」がリスクを高めているという解釈であれば納得です。また、TMAOという物質は肉食者の腸内で多くつくり出されるので、こちらも欧米型の食習慣による弊害だと捉えることができます。

あとは、食べるにしても卵の質にも注意したいですね。できれば、鶏の餌や飼育方法・飼育環境にこだわった卵を選ぶようにしてください。

亜硝酸塩（PLoS Med. 2023）

これはフランスの研究結果です。10万人以上の食事記録を調査したところ、総亜硝酸塩、および食品由来や飲料水由来の亜硝酸塩は、いずれも2型糖尿病リスクの上昇との関連性がみられました。また、添加物由来の亜硝酸塩、特に亜硝酸ナトリウムの摂取量が多い人は、添加物由来の亜硝酸塩にさらされていない人に比べて、2型糖尿病のリスクが高いことも分かっています。

山田知世の補足ポイント

亜硝酸塩といえば、ハムやベーコン、ソーセージなどの加工肉に発色剤として頻繁に用いられている食品添加物です。パッケージを見ると、どんなに高価で素材にこだわっている製品でも、ほとんどの加工肉に「発色剤（亜硝酸Na）」と書かれています。

加工肉といえばがんとの関連性が有名ですが、糖尿病を遠ざける上でも食べないようにしましょう。食べるならこれらの添加物の心配がないものを厳選してください。

ヒ素（Mol Metab. 2021）

これはアメリカの研究結果です。マウスを用いた実験で、ヒ素が入った飲料水を20週間与えたところ、肝臓でのブドウ糖生成量が増加し、高血糖状態になることで、血糖の処理能力（耐糖能）に異常が現れたりインスリンの感受性が低下したりして、最終的には糖尿病のリスクを高めてしまうというメカニズムが示されました。

山田知世の補足ポイント

水銀と並び、環境中から取り込みやすい有害金属のヒ素。ヒ素中毒事件などのイメージが先行しがちですが、ここではそのような急性中毒ではなく、もっとごく微量のヒ素に慢性的にさらされることによる健康への悪影響が論じられています。

ヒ素の主な摂取源は、除草剤や殺虫剤などの農薬、井戸水、自動車の排気ガスなど。農薬が使われた野菜や果物を食べている、農薬を散布している田んぼや畑が周囲にある、幹線道路や高速道路の近くに住んでいる——。現代人の誰もがあてはまるのではないでしょうか？

そのため、**ヒ素が体に入り込むのを避けるより、デトックスの対策を万全にしたほうが賢明です**。ヒ素は必須ミネラルのセレンと体内で拮抗する作用があるため、食事やサプリメントでセレンを不足させないようにすることがひとつ。また、体内で重金属と結合して無毒化する働きのあるメタロチオネインというタンパク質は、システインやメチオニンといった含硫アミノ酸と亜鉛などのミネラルが材料となって体内で合成されます。毎日の食事やサプリメントでこれらの栄養素をしっかりとりましょう。そしてもちろん、定期的なミネラルファスティング（58ページ）でのデトックス習慣も重要です！

なお、体内の必須ミネラルの過不足や有害金属の蓄積状況を推測するのに最適なのが「毛髪ミネラル検査」です。杏林予防医学研究所でも取り扱っていますので、ぜひお気軽にお問い合わせください（https://kyorin-yobou.net/）。

制酸薬（Gut. 2021）

中国・アメリカ・香港の研究チームが、計20万名以上の情報を調査した結果、消化器潰瘍や逆流性食道炎の治療に使われるプロトンポンプ阻害薬（ＰＰＩ）を週2回以上使用している人は、使用していない人に比べて、2型糖尿病を発症する可能性が24％高かったことが分かっています。また、この薬の服用期間が長くなるほど、糖尿病の発症リスクが高まっていました。具体的には、2年までの使用ではリスクが5％増加したのに対し、2年以上では26％増になっていました。この薬の服用を中止してから時間が経つほど、リスクは低下していたとのことです。

研究チームは、この薬が腸内フローラを変異させることで糖尿病の発症リスクを高めているのではないかと推測しています。

山田知世の補足ポイント

ＰＰＩは、胃酸の分泌を抑制する薬として日本でもおなじみです。現在は処方薬なのですが、薬局やドラッグストアで誰でも買えてしまう対面販売の薬（ＯＴＣ薬）にしようという動きがあり（２０２４年現在）、とても心配しています。

そもそも消化器潰瘍や逆流性食道炎は、薬に頼らなくても、食習慣や生活習慣で十分に予防・改善できる病気ですし、食習慣や生活習慣に気を配っていれば、糖尿病も遠ざけられます。

ＰＰＩはほかにもさまざまな健康問題との関連性が指摘されているので、できるだけ利用しないようにしてください。

難燃剤（Sci Rep. 2020）

これはマウスを用いたアメリカの研究で、難燃剤の成分にさらされた母親マウスから生まれた子マウスでは糖尿病のリスクが高まるというものです。研究チームは、妊娠中と授乳中の両方の期間において、私たち人間が普段の生活でさらされているのと同程度の難燃剤成分を母親マウスに投与しました。

その結果、生まれてきた子マウスのすべてに、耐糖能の異常や高血糖、インスリン感受性の低下など、糖尿病の典型的な特徴がみられたのです。なお、母親マウス自身にも同様の傾向はみられたものの、子マウスに比べれば影響は少なかったとのことです。

山田知世の補足ポイント

難燃剤の問題は、海外では関心が高く、以前からさまざまな健康問題との関連性が報告されているのですが、日本ではあまり注目されていない印象です。難燃剤は、家電製品や建材、家具やカーテンなど、火災や延焼を防ぐ目的であらゆるものに利用されていて、熱や劣化を通じて環境中に放出され、私たちがそれを体内に取り込むと内分泌かく乱作用を示します。いわゆる「環境ホルモン」の一種なんです！　キャンプ用のテントなどにも使われています。

いつどこで、どのくらいの難燃剤にさらされているかは知る由もありませんし、環境汚染の進んだ現代社会では、これらの取り込みを完全に防ぐのは非現実的。ヒ素のところでお伝えしたように、常日頃のデトックスの対策がカギとなります。

夜間の屋外人工光（Diabetologia. 2023）

中国の研究チームは、中国全土の約９８００名の健康データを収集するとともに、居住地における夜間の屋外人工光の強度を５つのグループに分類しました。その結果、最も強度が高いグループでは最も低いグループに比べて、糖尿病の有病率が28％増加していました。糖尿病のリスクを高める、ほかのさまざまな因子を調整した後も、夜間の屋外人工光と糖尿病の関連性は続いていたとのことです。

山田知世の補足ポイント

第1章でもご紹介した、夜なのに外が明るすぎる問題。単に睡眠の質が低下するだけでなく、さまざまな健康トラブルを招いてしまいます。この場合は体内時計がおかしくなって、血糖値を調節するホルモン分泌のシステムが正しく働かなくなるのだと考えられます。

この研究では、最も明るい場所と最も暗い場所で、光の強度になんと69倍もの差があったそうです！　そもそも、日本の住宅は夜間照明が明るすぎるのが問題。生物学的によくありません。夜は少し薄暗いと感じるくらいの明るさが、本来の夜の姿です。そのため屋内の照明にも要注意ですが、夜になっても家の外が妙に明るいと感じる場合、少なくとも寝室はできるだけ暗くするようにしてみてください。

孤独感（Diabetologia. 2023）

こちらはノルウェーの研究結果です。2万4000名を対象に行われた調査で、研究開始時点の孤独感が強かった人ほど、20年後に2型糖尿病を発症するリスクが高く、孤独感を最も強く感じた人では最も弱かった人に比べて、このリスクが倍増していました。

研究チームはこの関連性について、ストレスホルモン（コルチゾール）が高まることで、インスリンが一時的に作用しにくくなることが影響しているのではないかと推測しています。

山田知世の補足ポイント

一風変わった視点の研究ですが、ここでは「ストレス」がキーワードになっています。第1章でもご紹介したように、適度なストレス（快ストレス）は健康に不可欠な要素である一方で、過剰なストレス（不快ストレス）は逆に健康を損ねてしまいます。

家族がいて人や社会と交流していても、強い孤独を感じながら生きているという人もいるので、この解決策はなかなか難しいところです……。自分の存在を認めてくれる、承認欲求が満たされるような人とのつながりがポイントなのかもしれません。

糖尿病の対策に特におすすめのサプリメント

▽**総合ミネラルビタミン**……糖代謝をスムーズにするためのミネラルやビタミンをまんべんなくとる

▽**マグネシウム**……糖尿病対策といえばマグネシウム。インスリンが細胞に作用したり、ブドウ糖をエネルギー物質（ＡＴＰ）に変えたり、エネルギー物質を利用したりする際には、マグネシウムが欠かせない

▽**亜鉛**……インスリンの構成成分になるほか、インスリンの貯蔵や分泌にも不可欠なミネラル

▽**ビタミンＢ群**……細胞内でブドウ糖をエネルギー物質に変えるシステム（クエン酸回路）の随所で、さまざまなビタミンＢ群が活躍する

▽**オメガ３脂肪酸**……インスリンを産生する細胞やインスリンを受け取る細胞の細胞膜、またこれらの細胞内の小器官膜を柔軟にし、細胞や小器官の働きをスムーズにする

高血圧――ハード面とソフト面から血管をやわらかく

中高年世代の多くが見舞われている高血圧。必ずしも塩のとりすぎが原因というわけではありませんし、血圧を下げる薬（降圧薬）ですぐに対処すべきものでもありません。血圧測定に一喜一憂するよりも、ハード面（血管や血液の質にかかわるポイント）とソフト面（血管の伸び縮みにかかわるポイント）の両面から対策を講じましょう。

高血圧のリスクを下げる要素

☺植物性主体食（Pregnancy Hypertens. 2021）

ラットを用いたアメリカの研究です。塩分の多い餌で高血圧を発症するようにしたラットに、動物性食品がベースの餌、もしくは穀物食品がベースの餌のいずれかを割り当てました。両群のラットに塩を与えたところ、穀物ベースの餌のラットでは高血圧の発症が大幅に減少していました。

この研究では、食塩感受性高血圧の発症が、単にナトリウムの摂取だけの問題ではなく、動物性タンパク質が塩の影響を増幅させることを示しています。研究チームは、食生活の変化が腸内フローラを変異させ、食塩感受性高血圧の発症を媒介しているのではないかと仮説を立てています。

山田知世の補足ポイント

塩分に反応しやすいのが食塩感受性高血圧、そうでないのが食塩非感受性高血圧――。一般的にはこのように区別されていますが、この研究は、高血圧をもっと大局的に捉えるべきではないかという提言をしているようで、とても示唆的です。

世間では高血圧といえば減塩というのが常識のようになっていて、医師をはじめとした医療従事者もこぞって「塩を控えめにしましょう」というアドバイスに終始しがちです。「究極の食事」（48ページ）をとっていれば、高血圧のリスクを最小限にとどめられます。また、塩は決して悪者ではなく、海水を天日干しにした天然塩であれば、ナトリウム以外のミネラルが血圧の上昇を抑えてくれることさえ期待できます。塩の質にもこだわりましょう！

☺ **プロバイオティクス**（mSystems. 2023）

中国と香港の研究チームが高血圧マウスを用いて、ビフィドバクテリウム・ラクティスとラクトバチルス・ラムノサスという2種類の細菌を投与すると、マウスの血圧が正常レベルに戻りました。また、いずれかの細菌と果糖の多い餌を与えられた高血圧マウスは、果糖の多い餌のみでこれらの細菌が与えられなかった高血圧マウスに比べて、血圧が顕著に低くなっていました。

山田知世の補足ポイント

先ほどのアメリカの研究でも示唆していたように、近年では腸内フローラと血圧の関係性が知られるようになってきています。この研究では高果糖が高血圧に寄与していることにも言及されていて、とても興味深いです。今回の研究では2種類のプロバイオティクスに注目していましたが、「究極の食事」（48ページ）や複数種類のプロバイオティクスのサプリメントなどで腸内フローラ全体を健全に保ち、高血圧を防ぎましょう。

☺ オメガ3脂肪酸（J Am Heart Assoc. 2022）

中国とカナダの研究チームが、計４９００名の被験者が対象となった過去の複数の研究を解析した結果、食品やサプリメントから摂取するオメガ３脂肪酸は、血圧を下げるのには１日約３ｇが最適であると考えられることを示しています。

山田知世の補足ポイント

万能のオメガ3脂肪酸がここでも登場です。オメガ3脂肪酸は主に「ハード面」から高血圧を防ぎます。血管を構成する細胞や血液の成分（主に赤血球）の膜の材料となり、柔軟性を高める働きがあるほか、炎症を緩和して血管や血液成分のダメージを回避します。

この研究では、DHAとEPAの合計で1日3gということでした。イメージとしては、青魚を毎日1切れ食べる感じです。魚好きの方には余裕かもしれませんが、ちょっと難しいと感じた方は、大さじ1杯の亜麻仁油やクリルオイル（第2章の「ベースサプリメント」57ページ参照）なども大いに活用してください。

☺ セレンとマンガン（Environ Health Perspect. 2021）

これはアメリカの研究です。約1200名の出産女性から採取した血液サンプル中のミネラルの濃度を分析したところ、必須ミネラルのセレンやマンガンの濃度が高い女性から生まれた子どもは、3〜15年後において血圧が高くならず安定していました。

また、有害金属のカドミウム濃度が高いと、マンガンによる子どもの血圧安定作用がより顕著であったことも分かっています。これは、カドミウムの血圧上昇作用をマンガンが打ち消していることを示唆しています。

山田知世の補足ポイント

必須ミネラルのセレンとマンガンは、どちらも酸化ダメージを抑制するタンパク質（抗酸化酵素）の材料になる、重要な栄養素です。高血圧対策にも抗酸化が重要であるということが伝わってきます。しかも、それが生まれてくる子どもに影響するほか、マンガンがカドミウムの悪影響を相殺するにとどまらず、血圧低下作用をさらに強力にするというのも、実に興味深いところです。セレンは魚介類、マンガンは玄米やくるみ、そば、栗などが良い摂取源となりますが、どちらも不足しがちなミネラルでもあるので、良質なサプリメントも活用してみてください。

☺ ナイアシンアミド（Proc Natl Acad Sci U S A. 2016）

これはアメリカと日本の共同研究で、ビタミンB群のナイアシンアミドが、妊娠高血圧症候群の治療薬になりうるというものです。

そこでは、妊娠高血圧症候群を起こしやすくした妊娠中のマウスに、体重1kgあたり500mgのナイアシンアミドを与えたところ、血圧の上昇が抑えられ、早産や流産が減少することを確認しました。ナイアシンアミドには、血管を収縮させるホルモンの働きを抑制する効果があるとのことです。

このためナイアシンアミドは、妊娠高血圧腎症やそれに伴う流産や早産、胎児発育障害といった、妊娠高血圧症候群によるさまざまな問題をすべて改善する上に、重篤な副作用を伴うことなく母子双方に役立つという、初の薬になると期待されています。

山田知世の補足ポイント

文字どおり、栄養が薬になるという典型例です！　血管を収縮させるホルモンに働きかけるということは、「ソフト面」（血管の伸び縮みにかかわる要素）からの高血圧対策になります。
ナイアシンアミドは、ビタミンB群のナイアシンの一種です。マウスに投与された量を私たち人間に換算すると、体重50kgの人なら2500mg（2・5g）になり、ナイアシンの豊富な食品から1食でとれる量（例えば焼きさば1切れで約14mg）の100〜200倍に相当します。過剰症の心配がない水溶性ビタミンだからこそ可能な高単位の摂取です。薬ができるまで待たなくてもサプリメントが入手できますので、食事に合わせてぜひ利用してください。

☺ **エルゴチオネイン**（Hypertension. 2020）

アイルランド、イギリス、デンマークの研究チームが、子癇前症のラットにエルゴチオネインを投与すると、血圧が下がり、胎児の成長遅延が防がれ、胎盤から放出される有害物質の生成が抑えられることを示しました。

山田知世の補足ポイント

エルゴチオネインは、きのこ類に豊富に含まれる強力な抗酸化物質です。子癇前症は妊娠高血圧症候群の一種で、妊娠高血圧症候群は日本でも年間2万人もの妊婦さんが影響を受けているといわれています。妊娠高血圧症候群に見舞われている人も、そうでない人も、きのこの抗酸化パワーの恩恵を存分に受けましょう！

☺ 音楽（Dtsch Arztebl Int. 2016）

これはドイツの研究です。被験者120名の半数に、▽モーツァルトの曲、▽J・シュトラウス2世の曲、▽ABBA（ポップグループ）の曲のいずれかを、それぞれ聴いてもらいました。残りの半数は静かな環境で過ごしてもらいました。

その結果、モーツァルトとJ・シュトラウス2世のクラシック音楽は、血圧と心拍数を顕著に低下させていたのに対し、ABBAの曲には目立った効果がみられませんでした。

山田知世の補足ポイント

いかにもクラシック大国のドイツらしい研究です。クラシック音楽にリラックス効果があることは比較的よく知られているかもしれませんが、こうして実際に研究で示されると、常日頃から「クラシック音楽には特別な力がある」と繰り返す父の言葉を思い出し、やっぱり音楽の力はすごいなあとつくづく感じます。

第2章の「朝の過ごし方」でもご紹介したように、クラシック音楽をレコードで聞けば、聞こえる音と聞こえない音がセットで流れてきて、さらに効果が高まることでしょう。

高血圧のリスクを上げる要素

塩分よりも糖分（Open Heart. 2014）

アメリカの研究チームが〝減塩至上主義〟に異論を唱えたものです。そこでは、加工食品にはナトリウム以外にも添加糖が多く含まれていて、ナトリウムよりも強固に、そしてダイレクトに、高血圧などのリスクと関連している可能性を指摘しています。

特に人工果糖が血圧を上昇させ、人工果糖の摂取量が1日74gを超えると、血圧が140／90㎜Hgを上回る（軽度の高血圧）リスクが3割高まり、160／100㎜Hgを上回る（中度の高血圧）リスクは8割弱も増加することが示されています。

山田知世の補足ポイント

健康に悪影響を及ぼす果糖の摂取量は1日50gほどだと推定されています（Nutrients. 2018）が、果糖が多いとされる果物をどれだけたくさん食べたとしても、果糖の摂取量は1日10gにも満たない程度。要するに、加工食品（特に清涼飲料水やアイスなど）の人工果糖が大問題なのだということです。無意識に多くとっている可能性の高い人工果糖に注意しましょう。

エナジードリンク（JAMA Netw Open. 2023）

アメリカの研究チームが4500名以上の被験者を対象に調査を行ったところ、妊娠前のエナジードリンクの摂取が妊娠高血圧症のリスクを1・6倍に高めていました。

山田知世の補足ポイント

この研究結果については、第2章の「朝の過ごし方」の、カフェインに関するお話のところでもご紹介しました。若い世代の人からしてみれば、「高血圧なんて親の世代の話だから、自分たちには関係ない」などと軽視してしまうかもしれませんが、妊娠高血圧は、その若い世代にも頻繁にみられるものですし、エナジードリンクをよく飲むのも若い世代です。

網焼きなどの高温調理（American Heart Association Meeting. 2018）

これはアメリカの大規模研究です。計10万名以上を対象に、肉や魚をよく食べる人の調理法と高血圧の発症について分析を行いました。その結果、次のようなことが示されました。

・網焼きやオーブン調理した肉や魚を月に15回超で食べる人は、月4回未満の人に比べて、高血圧の発症リスクが17％高かった

・ウェルダンの肉が好きな人はレアの肉が好きな人に比べて、高血圧の発症リスクが15％高かった

・ヘテロサイクリックアミンの摂取量が最も多いと試算されたグループでは、最も少ないと試算されたグループに比べて、高血圧の発症リスクが17％高かった

山田知世の補足ポイント

肉や魚の高温調理で発生する有害物質の代表格がヘテロサイクリックアミンです。焦げた部分や調理時の煙に多く含まれています。がんとの関連性が有名ですが、高血圧のリスクも高めるということですね。

アメリカと日本では食文化が違うので、「月に15回」という高頻度で網焼き料理やオーブン料理を食べる人は日本にはそんなにいないとは思いますが、少なくとも血圧が気になる人は、高温調理のリスクも十分に頭に入れておいてください。

頻繁な昼寝（Hypertension. 2022）

中国の研究チームが、イギリスのデータベースを用いて約36万名分の情報を分析したところ、次のような結果が示されました。

・いつも昼寝している人は昼寝をしたことがない人に比べて、高血圧の発症率が12％高かった
・いつも昼寝している60歳未満の人は昼寝をしたことがない同年齢の人に比べて、高血圧の発症リスクが2割高かった
・60歳以上では、昼寝習慣のある人はまったくない人に比べて、高血圧のリスクが1割高かった

山田知世の補足ポイント

高血圧対策の最後に、ちょっと変化球の研究結果です。昼寝の是非は議論が続いていて、一般的には15～30分程度の昼寝であればメリットになり、生産性や集中力を高めたりストレスを軽減させたりする効果があるといわれる一方で、長時間の昼寝は夜間の睡眠の質を下げたり、体内時計を狂わせたりすることも懸念されています。

この研究では「1回の昼寝がどのくらいの時間なのか」という情報が考慮されていないのが残念ですが、頻繁に昼寝をする人の傾向として、喫煙や飲酒、不眠、いびき、夜型生活の該当率も高かったことも報告されているので、「生活習慣全般に問題があるからこそ頻繁に昼寝している」ことが推測されます。まずは食習慣や生活習慣を見直し、「9つのメソッド」（110ページ）を

ひとつでも多く実践しましょう！

高血圧の対策に特におすすめのサプリメント

▽**総合ミネラルビタミン**……ハード面とソフト面の両方から高血圧を防ぐには、あらゆるミネラルやビタミンが不可欠

▽**マグネシウム**……ソフト面から高血圧を防ぐ栄養素の代表格。心のリラックスミネラルであるとともに体のリラックスミネラルでもある

▽**オメガ3脂肪酸**……ハード面から高血圧を防ぐ栄養素の代表格。血管も血液成分もやわらかくし、血圧を正常に保ってくれる

▽**プロバイオティクス**……腸内フローラを健全に保ち、血圧を安定させる

加齢黄斑変性――あらゆる方面から〝目のアルツハイマー病〟を撃退

周囲はよく見えるのに、一番見たいところが見えなくなる病気ともいわれる、加齢黄斑変性。近年では、アルツハイマー型認知症（アルツハイマー病）の一因とされているアミロイドβが目に蓄積して発症することも分かっています。そんな〝目のアルツハイマー病〟も、「9つのメソッド」（110ページ）で大いに予防・改善できます！

加齢黄斑変性のリスクを下げる要素

☺ **低GI食**（Proc Natl Acad Sci U S A. 2017）

これは、アメリカ・イスラエル・日本・イギリスの共同研究です。高齢マウスを2群に分け、一方には低GIの餌、もう一方には高GIの餌をそれぞれ与えました。6か月後、高GI餌マウスは、そのまま高GIの餌を継続するか、もしくは低GIの餌に移行されました。

その結果、高GIの餌を継続したマウスでは、目の網膜の細胞や光を受容する細胞の機能低下など、加齢黄斑変性に関する多くの特徴が見られたのに対し、低GIの餌のマウスではこれらが見られませんでした。また、高GIから低GIに移行したマウスでは、網膜のダメージが阻止されていました。

山田知世の補足ポイント

目の奥（眼底）の網膜にある、黄斑という組織がダメージを受けてしまうのが加齢黄斑変性です。「加齢」といっても、年齢を重ねれば誰でもなるというわけではありません。防ぐための大きなポイントのひとつがコゲ対策、つまり「抗糖化」です。

血糖値を急上昇させないという低ＧＩ食のメリットは、糖尿病対策のところでもお伝えしたとおり。終末糖化産物（ＡＧＥｓ）が黄斑にダメージを与えてしまうので、体内でＡＧＥｓを増やしてしまわないような低ＧＩ食が、目の健康にも有益だということですね。

☺ **地中海食**（Ophthalmology. 2019）

フランス・オランダ・ドイツ・スペイン・イギリス・スイスの共同研究です。約５０００名分の質問票の回答を調査した結果、地中海食を忠実に実践した人では実践しなかった人に比べて、加齢黄斑変性の発症率が41％低くなっていました。

山田知世の補足ポイント

地中海食は、全粒穀物や豆類、野菜、果物、魚介類をたくさん食べ、素材を生かしてシンプルに調理するという食文化で、「究極の食事」（48ページ）との類似点が多いのが特徴です。

地中海食などの健康的な食事パターンが目にもよいというのは、半ば当然のようにも思えますが、質の高い食事のポテンシャルがあらためて示された形です。地中海食や「究極の食事」は低GI食でもあるので、こうした食事のさまざまな要素が相乗的に加齢黄斑変性のリスクを下げているものと推測できます。やはり食事は基本中の基本ですね！

☺ 高カロテノイド食（Nutr Neurosci. 2023）

アメリカの研究チームがこれまでの複数の研究を再検証・解析した結果、さつまいもやケール、ほうれんそう、すいか、ピーマン、トマト、オレンジ、にんじんなど、カロテノイド類の豊富な食事が視力や認知力の低下を防ぐ上で特に重要であることを示しています。

山田知世の補足ポイント

黄斑は文字どおり黄色い斑のような組織なのですが、それはルテインやゼアキサンチンなどのカロテノイド由来の黄色です。これらのファイトケミカルが強力な抗酸化作用を発揮することで、デリケートな黄斑を守ってくれているんです！

逆に言えば、ルテインやゼアキサンチンなどが足りないと黄斑は成り立ちません。しかもこれらの栄養素は体内でつくり出すこともできません。そのため、ルテインやゼアキサンチンはミネラルやビタミンと同等の「必須栄養素」として認識すべきだと思っています。

☺ オメガ3脂肪酸／DHA（Arch Ophthalmol. 2011 ｜ Ophthalmology. 2010）

アメリカの2つの研究です。

一方では、女性3万8000名のデータを収集し、10年にわたって追跡されました。その結果、DHAの摂取量が最も多い女性では最も少ない女性に比べて、加齢黄斑変性の発症リスクが38％減少していました。EPAの高摂取やDHAとEPA両方の高摂取でも同様の結果がみられました。また、魚を週に1サービング以上食べる人は月に1サービング未満の人に比べて、加齢黄斑変性のリスクが42％低下していました。オメガ6脂肪酸については、リノール酸の高摂取が加齢黄斑変性のリスク増に関連していました。

もう一方では、65～84歳の2500名を対象に、質問票の回答を通じて魚介類の摂取量を推定しました。すると、加齢黄斑変性が進行した人では、オメガ3脂肪酸を多く含む魚介類を摂取している確率が有意に低いことが分かりました。

山田知世の補足ポイント

目の健康、特に加齢黄斑変性の対策にもオメガ3脂肪酸が役立つことは、これまでに多くの研究で示されています。マウスを用いた研究では、余計な血管（Proc Natl Acad Sci U S A. 2014）や光線障害をもたらす物質（Invest Ophthalmol Vis Sci. 2012）が発生して黄斑にダメージを与えてしまうのを、オメガ3脂肪酸が防いでくれることも分かっています。炎症や血液ドロドロを抑制するという、よく知られた役割以外のオメガ3脂肪酸の効果が示されているのが興味深いですね。オメガ3脂肪酸の万能ぶりがよく分かる研究結果だと思います。

☺ 各種抗酸化栄養素（Ophthalmology. 2024）

アメリカの研究チームが加齢黄斑変性患者1200名に特別な組み合わせの抗酸化栄養素のサプリメントを与えたところ、中心窩（黄斑の中心部分）から離れた部位に発症した人において、中心窩へと病変が拡大する確率を平均3年間で約55%遅くしたことが分かっています。

山田知世の補足ポイント

「特別な組み合わせ」のサプリメントとは、▽ビタミンC・ビタミンE・β-カロテン・亜鉛のパターンと、▽ルテイン・ゼアキサンチン・DHA・EPAのパターンです。どちらのパターンでも、すでに進行した加齢黄斑変性のさらなる進行を抑制したとのことです。
この研究では、欧米人に多い「萎縮型」（ドライ型）と呼ばれるタイプの加齢黄斑変性が研究対象になっていましたが、日本人に多い「滲出型」（ウエット型）でも抗酸化対策が大いに役立ちます。食事に合わせてこれらのサプリメントもフル活用しましょう。

メラトニン（JAMA Ophthalmol. 2024）

23万名以上の被験者を対象とした、アメリカの大規模研究です。そこでは、メラトニンの使用が加齢黄斑変性の発症リスクを42％、進行リスクを44％、それぞれ低下させていたことが分かっています。

山田知世の補足ポイント

「睡眠ホルモンのメラトニンが、なぜ目の病気に効くの!?」と驚かれるかもしれませんが、メラトニンは強力な抗酸化物質でもあります。ミネラルやビタミン、ファイトケミカルと合わせて、体の外から補給できる心強い存在です。国内ではサプリメントとしては売られていませんが、個人輸入で入手できます。

☺ **有酸素運動**（J Neurosci. 2014）

マウスを用いたアメリカの研究です。1日1時間、週に5日、2週間にわたってトレッドミルで走らせたマウスは、有害な強い光にさらされた後、さらに2週間の運動を行いました。すると、運動マウスでは非運動マウスに比べて、光を感知する目の細胞の損失率が半減していました。また、運動マウスの網膜の細胞は光への感受性が高まっていたほか、脳由来神経栄養因子（BDNF）の濃度が上昇していたことも分かっています。

山田知世の補足ポイント

運動と目の健康の関係は、先ほどのメラトニンと目の健康の関係以上に想像しにくいかもしれませんが、両者をつなげるのは、この章の冒頭でも登場したBDNF（111ページ）でした。BDNFは脳の神経伝達以外にも、目の網膜や腎臓、前立腺などにも作用することが知られています(Arch Oral Biol. 2009)。これからは目を守るためにも運動習慣を心がけましょう！

加齢黄斑変性のリスクを上げる要素

欧米型の食事（Br J Ophthalmol. 2020）

アメリカの研究チームが1万5000名を対象に約18年間の追跡調査を行ったところ、赤身肉や加工肉、揚げ物、精製穀物、高脂肪乳製品を多く摂取するという、欧米型の食事の傾向が強い人では、この傾向が弱い人に比べて、進行した加齢黄斑変性の発症率が3・4倍になっていました。

山田知世の補足ポイント

地中海食などの健康的な食事が加齢黄斑変性を防ぐのであれば、不健康な食事がそれを促進するのは当然のようにも思えますが、初期ではなく後期の発症率、しかも3倍以上というのは、普段の食事内容がいかに重要かを如実に物語っています。

目の健康が衰えるのは「年だから仕方がない」などと思われがちですが、決してそんなことはありません！　毎日食事のありようでこんなにも変わってくるのだということを、しっかり覚えておいてください。

カルシウムの沈着（Proc Natl Acad Sci U S A. 2015）

これは、アメリカ・イギリス・ドイツの共同研究です。高齢者の目の網膜サンプルを調べたところ、加齢黄斑変性を発症している網膜には、リン酸カルシウムの結晶（ヒドロキシアパタイト）が生じていました。研究チームは、網膜組織にコレステロールが堆積し、その周りをリン酸カルシウムが包み込んでいくことで堆積物が肥大化し、網膜の細胞を圧迫してダメージを与えていくというメカニズムを説明しています。

山田知世の補足ポイント

居場所を間違えたカルシウムが悪さをするという「異所性石灰化」が、目の網膜でも起こっていたという研究結果です。ヒドロキシアパタイトは本来、骨や歯（硬組織）を構成している物質なので、目のような軟組織に存在するのは異常事態です。前述の「欧米型の食事」は、異所性石灰化を促進する最たるもの。そして、体内でカルシウムを正しく働かせるのに不可欠なのがマグネシウムです。カルシウムとマグネシウムのバランスは目の健康にも重要だということがよく分かります。

腸内フローラの変異（EMBO Mol Med. 2016）

これはカナダとフランスの研究です。マウスに高脂肪の餌を与えたところ、腸内フローラを変異させて腸壁の透過性が高まり、有害物質が侵入しやすくなることで全身の慢性炎症が生じ、最終的には目の網膜に病的な血管が発生してしまうことが分かりました。

山田知世の補足ポイント

余計な血管ができて黄斑にダメージを与えるというのは、オメガ3脂肪酸の効果（150ページ）のところでご紹介しました。これは「滲出型」（ウエット型）の特徴で、日本人によくみられるパターンの病態です。

オメガ3脂肪酸が余計な血管を防いでくれるとはいえ、腸内フローラを変異させたり腸内環境を乱したりする要因は多々あります。第2章でご紹介した、腸内環境をよくする食べ方のポイント（45ページ）を中心に、目の健康のためにも腸活に励みましょう！

夜間の屋外人工光（JAMA Netw Open. 2024）

韓国の研究チームが、50歳以上の韓国人12万名以上のデータを分析したところ、屋外の人工光が最も多い都市部に住んでいる人は、最も少ない地域の人に比べて、加齢黄斑変性を発症する確率が

2倍以上になっていました。

また、夜間の人工照明がほんの少しでも多い地域に住んでいると、最も少ない地域と比べて、加齢黄斑変性のリスクが12%高くなることも分かっています。

山田知世の補足ポイント

さまざまな健康問題のリスク要因に登場する「夜間の屋外人工光」。とても限定的な条件にもかかわらず多くの研究対象となっている時点で、私たちにとってどれだけ身近かつ有害であるかを物語っているように思います。

この研究で言及されていたのは滲出型（ウエット型）の加齢黄斑変性なので、日本人によくみられるパターンと同じです。研究チームは、ブルーライトによる酸化ダメージや、概日リズムの乱れによるメラトニンの分泌障害などが疑われるとしています。

繰り返しますが、夜になったら家の中も家の外も、できる限り照明を落とした環境で過ごすようにしてください。

加齢黄斑変性の対策に特におすすめのサプリメント

▽**総合ミネラルビタミン**……網膜や黄斑の細胞がスムーズに働くためには、あらゆるミネラルやビタミンの存在が欠かせない
▽**亜鉛・ビタミンC・ビタミンE**……目の健康に不可欠な抗酸化栄養素の代表格。総合ミネラルビタミンとセットで、各栄養素の単体のサプリメントも活用
▽**オメガ3脂肪酸**……網膜や黄斑の炎症を抑制し、血流を促進するとともに、余計な血管ができるのを防ぐ
▽**マグネシウム**……黄斑の異所性石灰化を防ぐ
▽**プロバイオティクス**……腸内環境を整えて慢性炎症を防ぐ

骨折・骨粗鬆症——カルシウム至上主義からいち早く脱却する

骨の健康にはカルシウムを——。本気で骨を強くしたいなら、旧態依然のこんな〝常識〟を、今すぐ取り払いましょう。骨の材料はカルシウムだけではありません。そして骨もやはり細胞でできています。細胞の環境を整えれば、骨折や骨粗鬆症を防ぐことができます。

骨折や骨粗鬆症のリスクを下げる要素

☺健康的な食事／地中海食（J Acad Nutr Diet. 2018 ｜ Am J Clin Nutr. 2018）

1つ目は、アメリカとノルウェーの研究です。アメリカの男女10万名超の食事や健康に関する数十年分のデータを分析したところ、アメリカの「健康食事指数」（ＡＨＥＩ）２０１０年版のスコアが最も高い女性では最も低い女性に比べて、大腿骨頸部骨折（股関節骨折）の発症率が約13％低くなっていました。

この指数では、果物や野菜、全粒穀物などの健康的な食品にポイントが追加され、赤身肉や加工肉、ナトリウム、加糖飲料などの摂取量が多いとポイントが抑えられたり減点対象となったりしました。

2つ目は、イギリス・アイルランド・オランダ・ポーランド・イタリア・フランスの共同研究です。この6か国から集められた65～79歳の1000名以上の被験者を、地中海食群と対照群のいずれかに割り当てました。地中海食群は、果物や野菜、種実類、未精製穀物（全粒粉パスタ）、オリーブ油、魚の摂取量を増やし、乳製品や肉類は少量に、アルコールは適量にそれぞれとどめるよう伝えられました。対照群には、自国で入手可能な健康的な食事に関するリーフレットが提供されました。

12か月後に大腿骨頸部の骨密度を測定した結果、対照群では通常の加齢性の骨密度低下が観察され続けましたが、地中海食群では同量分の増加が観察されました。

山田知世の補足ポイント

どちらの研究からも共通して伝わってくるのは、全粒穀物や野菜、果物は骨の健康に貢献するのに対し、肉類は骨を不健康にするということ。骨も細胞で構成されている以上、細胞の環境を整えるのに役立つ食事が骨折のリスクを下げたり骨密度を高めたりするのは、半ば当然のことだと言えます。

骨の健康のためにも「究極の食事」（48ページ）を実践しましょう！

☺ 抗炎症食（J Bone Miner Res. 2017）

これはアメリカの研究です。大腿骨頸部骨折ではなかった女性16万名を対象に調査したところ、炎症性が最も低い食事（食事炎症指数に基づく）の女性では最も高い食事の人に比べて、6年の追跡期間中における骨密度低下の度合いが少ないことが分かりました。

山田知世の補足ポイント

「抗炎症食」も、結局は全粒穀物や植物性食品の豊富な食事が該当します。とはいえ、世間一般で「炎症が骨を弱くする」と認識している人はほとんどいないのではないでしょうか？ 研究チームは、炎症性を高めるような食品由来のさまざまな因子が骨粗鬆症のリスクを高めるというこれまでのエビデンスを、さらに裏付けるものだとしています。

☺ オメガ3脂肪酸（J Bone Miner Res. 2013）

被験者女性600名の赤血球中のオメガ3脂肪酸濃度を調査した、アメリカの研究です。そこでは、オメガ3脂肪酸に対するオメガ6脂肪酸の比率が最も高い女性では、この比率が最も低い女性に比べ、大腿骨頸部骨折のリスクが2倍近くに達していました。α-リノレン酸、EPA、DHAのいずれのオメガ3脂肪酸にも骨折予防効果がみられたとのことです。

山田知世の補足ポイント

骨と脂肪酸の関係も、一般的にはイメージしにくいかもしれませんが、「骨も細胞でできている」という基本に立ち返れば、骨の健康の維持増進にもオメガ3脂肪酸とオメガ6脂肪酸のバランスが重要だという結論にいたります。

☺ マグネシウム（Eur J Epidemiol. 2017）

これはイギリスとフィンランドの共同研究です。中年男性2200名を対象に、20年にわたって追跡を行った結果、マグネシウムの血中濃度が低い男性では骨折リスクが高く、大腿骨頸部骨折において特に顕著でした。一方で、マグネシウムの血中濃度が高い男性では骨折リスクが44％低下しており、血中濃度が非常に高い人では、追跡期間中に骨折がまったくみられなかったとのことです。

山田知世の補足ポイント

カルシウムを体内で正しく働かせるのに不可欠なミネラルがマグネシウムです。「究極の食事」を心がけていれば、マグネシウムとカルシウムの両方を、適切な比率でしっかりとることができます。もちろん、マグネシウム単体や、マグネシウムとカルシウムが適切な割合で含まれた総合ミネラルビタミンのサプリメントを併用するのもおすすめです。

☺ プロバイオティクス（Immunity. 2018）

アメリカの研究チームが、マウスにラクトバチルス・ラムノサスという種類のプロバイオティクスを4週間与えたところ、この反応としてマウスの別の腸内細菌が酪酸を生成し、この酪酸が、骨を強化するような免疫細胞（白血球）を活性化していました。

山田知世の補足ポイント

酪酸は、第2章の腸内細菌のところでお話しした「短鎖脂肪酸」（46ページ）という物質の代表格です。腸内細菌がつくり出した短鎖脂肪酸が、腸だけでなく全身の健康に役立っているという話でしたが、免疫システムを通じて骨の健康にもかかわっているということです。

しかも、摂取したプロバイオティクスではなく、そのプロバイオティクスに対する別の腸内細菌の反応の結果というのが、とても興味深いですね！　腸内フローラ全体を見据えることの重要性を、こんなところからもあらためて感じさせられます。

☺ ビタミンK（Food Funct. 2022）

これはオーストラリアとデンマークの研究で、オーストラリアの高齢女性1400名を対象に、14年半にわたって調査が行われました。

その結果、ビタミンKを1日100μg以上摂取した人は1日60μg未満の人に比べて、骨折の可能性が31%低いことが分かりました。大腿骨頸部骨折では、ビタミンKを最も多く摂取した人は骨折での入院リスクが49%と、ほぼ半減していました。

山田知世の補足ポイント

ビタミンK自体があまりメジャーな栄養素ではないかもしれませんし、ビタミンKというと血液を固める働きなどのほうがよく知られているかもしれませんが、丈夫な骨をつくるためにも非常に重要なビタミンのひとつです。

青菜類や納豆に豊富で、春菊やモロヘイヤ、小松菜などを半束ほど茹でて食べれば、それだけで300μg前後のビタミンKを摂取することができます。納豆1パックも同じくらいです。

☺ **カロテノイド** (J Bone Miner Res. 2014)

シンガポールの研究チームが6万3000名を対象に調査を行ったところ、男性では、野菜の摂取が大腿骨頸部骨折のリスク低下と関連していました。同様に、食事由来の総カロテノイドおよび特定のカロテノイド(α-カロテン、β-カロテン、ルテイン/ゼアキサンチン)は、大腿骨頸部骨折のリスク低下とそれぞれ関連していました。これらの栄養素密度が最も高いグループでは最も低いグループに比べて、26～39％のリスク低減効果がみられました。

山田知世の補足ポイント

加齢黄斑変性のところでも登場したカロテノイド。黄色・オレンジ・赤色を示すファイトケミカルで、強力な抗酸化作用があります。この研究でも、カロテノイドの抗酸化作用が骨粗鬆症を防ぎ、骨折リスクを下げているのだろうと推測していましたが、カロテノイドは青菜類全般に豊富に含まれるので、先ほどのビタミンKや、同じく青菜類に豊富なマグネシウムとの相乗効果も大いに考えられます。

その季節ならではの旬の青菜類をたっぷり食べましょう！

☺ **ウォーキング**（Am J Public Health. 2014）

アメリカの研究結果です。約3万6000名の男性の運動習慣などに関して、24年分の情報を収集した結果、ウォーキングを主な運動にしている男性では、週に4時間以上で大腿骨頸部骨折のリスクを有意に低下し、週に1時間未満の人に比べて43％のリスク減がみられました。

山田知世の補足ポイント

運動が骨の健康によいのは常識のようになっているかもしれませんが、ここでは高強度の運動でなくても、1日1時間であれば週4回の、ウォーキング程度の続けやすい運動習慣に効果があることを示している点で、とても有意義だと思います。

骨折や骨粗鬆症のリスクを上げる要素

牛乳（BMJ. 2014）

スウェーデンの研究チームが、女性6万名の大規模研究を調査した結果です。そこでは、牛乳の摂取量が1杯増加するごとに、骨折全体のリスク1・02倍、大腿骨頸部骨折のリスクも1・09倍と、それぞれ高まっていました。

山田知世の補足ポイント

牛乳が骨にいいと信じて疑わない人には、何かどこかで間違っているんじゃないかと感じる研究かもしれませんが、牛乳や乳製品が骨折や骨粗鬆症を防ぐのに役立たなかったり、むしろリスクを高めたりするという研究結果はほかにもたくさんあります。それに、第2章の「昼の過ごし方」でも解説したように、牛乳や乳製品に伴う問題は骨に限ったことでもありません。実はこのスウェーデンの研究でも、牛乳を多く飲むほど死亡率が高まることまで分かっているんです！

少なくとも骨を強くしたいなら、今日から牛乳を飲まないようにしましょう。

セリアック病（J Clin Endocrinol Metab. 2014）

スウェーデンの研究チームが、セリアック病の診断を受けたスウェーデン人７１００名を対象に分析を行ったところ、追跡腸生検を実施したときの大腿骨頸部骨折リスクは、被験者全員で同等でした。しかし、継続的な腸損傷がみられる被験者では、追跡腸生検から５年後の骨折リスクが１・６倍に高まっていました。

山田知世の補足ポイント

セリアック病は、小麦粉などに含まれるグルテンというタンパク質が引き金となって、腸にダメージを受ける病気です。その結果、全身にさまざまな悪影響を及ぼします。その一環として骨にもダメージを受けてしまうのです。小麦を主食にしている欧米諸国で発症率が高く、１００人に１人くらいの割合でみられるといわれています。

とはいえ、小麦粉まみれの食生活になった日本でも、またセリアック病ではなくても、グルテンの悪影響を受けている人はかなり多いのではないかといわれています。グルテンフリーを徹底するのは難しくても、パンや麺類などの小麦粉製品を食べるのは週末だけにするなど、グルテンレスの食生活を意識してみてください。

ビタミンB群の不足（J Clin Endocrinol Metab. 2008）

平均年齢75歳の男女1000名を対象としたアメリカの研究です。ビタミンB12が欠乏している人は、正常範囲内の人に比べて、4年間で大腿骨頸部骨折を起こす可能性が60％高まっていました。ビタミンB6が欠乏している人にも同様の傾向が見られました。

また、ホモシステインの血中濃度が高い人でも、ビタミンB6やB12、葉酸が足りているかどうかに関係なく、大腿骨頸部骨折を起こす可能性が50～70％高いことが分かりました。

山田知世の補足ポイント

ホモシステインは、アミノ酸のメチオニンが変化して一時的に発生する物質です。ビタミンB12や葉酸などのビタミンB群が不足すると、本来なら一時的にしか存在しないはずのホモシステインが長くとどまり、私たちの体にさまざまな悪影響を及ぼしてしまいます。

ここでは、そんなホモシステインが骨の健康にも悪影響を及ぼすことが分かります。具体的には、骨で鉄筋の役割を果たしているタンパク質（コラーゲン）を悪玉化させ、割れたり欠けたりしやすくしてしまうと考えられています。

「骨といえばカルシウム！」と思い込んでいた皆さんも、だいぶ考えが変わってきたのではないでしょうか？

カドミウム（Bone. 2024）

スウェーデンの研究チームが4200名を対象に調査を行ったところ、カドミウムの血中濃度が増加するごとに、骨折リスクが高まっていました。血中濃度が最も高いグループ（0・31μg／L超）は最も低いグループ（0・15μg／L未満）に比べて、骨折リスクが1・2倍になっていました。

山田知世の補足ポイント

カドミウムは有害重金属のひとつ。高血圧のところで少しだけ登場しましたが、体内ではカルシウムと拮抗しやすいため、骨折のリスクも高めてしまうことが知られています。

タバコの煙や自動車の排気ガス、工場のばい煙など、カドミウムに汚染された空気を吸い込んで肺から取り込まれることで、悪影響を受けやすいといわれています。少なくとも、喫煙や受動喫煙をできる限り回避しつつ、亜鉛やセレンの摂取、定期的なミネラルファスティング（58ページ）などを通じてデトックス習慣を身につけましょう！

喘息のステロイド薬（Thorax. 2021）

イギリスの研究チームが、イギリスの１５００万人以上の膨大なデータベースを分析した結果、過去1年以内に2～3錠のステロイド薬を処方された場合、骨粗鬆症の確率が高くなっていました。9錠以上処方され、累積投与量が２５００㎎以上になると、これらの薬を処方されなかった人に比べて、骨粗鬆症のリスクが4倍以上に達していました。また、脆弱性骨折の発症率も2倍以上になっていました。

同様に、吸入ステロイド薬を11回以上処方された人では処方されなかった人に比べて、骨粗鬆症のリスクが60％、脆弱性骨折のリスクが31％高まっていました。過去1年間の累積投与量が１２０㎎を超えた人では、脆弱性骨折を起こす可能性が20％高まっていました。

山田知世の補足ポイント

ステロイド薬は、骨をつくる細胞（造骨細胞）の働きを弱めて骨を壊す細胞（破骨細胞）の働きを強める働きがあるほか、カルシウムの吸収を低下させる働きもあるため、これらが相乗的に骨折のリスクを高めてしまいます。この研究の「脆弱性骨折」というのは、普通なら何でもないような動作（転んで地面に手をついた、重いものを持ち上げた、など）で起こってしまう骨折のことです。そのくらい骨が弱くなっていることになります。

医療現場ではこのことがよく知られているので、高用量のステロイド薬を処方する際には骨粗鬆症の薬も予防的に処方されるほどです。もちろんこれは本来の予防の姿ではなく、典型的な対症療法の負の側面であるわけですが、ステロイド薬はそのくらい強力な作用があるということの裏返しでもあります。

ステロイド薬をできるだけ利用しなくても済むように、この後にご紹介する「アレルギー性疾患」の対策をひとつでも多く実践してみてください。

向精神薬（Sleep Med Rev. 2024）

香港の研究チームが、過去の20研究（被験者の合計608万名）を対象に再検証を行ったところ、向精神薬のベンゾジアゼピンが骨折全体や大腿骨頸部骨折のリスクを、いずれも1・3倍に高めていました。

山田知世の補足ポイント

向精神薬（精神科などで処方される薬の総称）の成分がダイレクトに骨にダメージを及ぼすと

いうよりも、服用時にふらつきや転倒が起きやすく、その際に骨折しやすいという因果関係が疑われています。これも重大な「副作用」ですし、決して油断できません！

第2章でご紹介した「夜の過ごし方」(100ページ)や、この後にご紹介する「うつ病」の対策(190ページ)をしっかり実践し、この手の向精神薬に頼らなくてもよいような食習慣や生活習慣を心がけましょう。

抗うつ薬 (Int J Geriatr Psychiatry. 2017)

フィンランドとスウェーデンの共同研究です。平均年齢80歳の高齢者15万名を対象に調査を行ったところ、抗うつ薬の利用者では非利用者に比べて大腿骨頸部骨折のリスクが高まっており、アルツハイマー型認知症患者では1・6倍、そうでない人は2・7倍になっていました。

利用頻度が最も高い抗うつ薬群の全種類で骨折リスクが高まっており、選択的セロトニン再取り込み阻害薬（ＳＳＲＩ）や、ノルアドレナリン作動性・特異的セロトニン作動性抗うつ薬（ＮａＳＳＡ）、選択的ノルアドレナリン再取り込み阻害薬（ＳＮＲＩ）がこれに該当しました。いずれも使用開始時のリスクが最も顕著で、その後4年間リスクが上昇していました。

山田知世の補足ポイント

医療界では抗うつ薬と骨折の関係が比較的よく知られています。メカニズムについては諸説ありますが、間接的に女性ホルモンのエストロゲンを減少させる作用があるため、骨量を維持するというエストロゲンの働きが弱まることが考えられます。

SSRIもNaSSAもSNRIも、日本でもよく処方されている抗うつ薬です。副作用による薬害が特に深刻な薬でもあります。この後の「うつ病」の対策をしっかり行って、これらの薬をできるだけ遠ざけるようにしてください。

骨折や骨粗鬆症の対策に特におすすめのサプリメント

▽**総合ミネラルビタミン**……骨の細胞が正しく働くためにはすべてのミネラルやビタミンが欠かせない
▽**オメガ3脂肪酸**……骨の細胞でも細胞膜の構成成分となり、骨密度の維持に貢献する
▽**マグネシウム**……カルシウムが骨で正しく働くためにはマグネシウムが不可欠
▽**ビタミンB群**……ホモシステインが長くとどまらないようにし、骨のコラーゲンへの悪影響を防ぐ
▽**プロバイオティクス**……腸内細菌による酪酸の生成を促し、骨の強化に役立つ白血球を活性化

アレルギー性疾患——抗酸化×抗炎症で免疫系を健全に

アトピー性皮膚炎や喘息、花粉症、食物アレルギーなど、老若男女問わず何らかのアレルギー性疾患に見舞われている人がたくさんいます。アレルギー対策に共通するポイントは、抗酸化と抗炎症を心がけて免疫力を高めることと、環境中の微生物と仲良く暮らすこと（適度な不衛生）です。

アレルギー性疾患のリスクを下げる要素

☺ 植物性主体食（Nutr Rev. 2020）

これは、アメリカの研究チームが食事と喘息に関する過去の研究を再検証したものです。そこでは、植物性主体食を8週間摂取した喘息患者は、喘息薬の使用が大幅に減少し、重症度合いと症状の頻度が減少したという研究結果や、喘息患者が植物性主体食を1年間実践したところ、肺活量などの指標に改善がみられたという研究結果が紹介されています。

論文では、植物性食品に含まれるファイトケミカルなどの抗酸化物質が奏功している可能性を指摘しています。

山田知世の補足ポイント

喘息だけでなく、アトピー性皮膚炎や花粉症など、ありとあらゆるアレルギー性疾患の予防や改善にも、植物性主体の食事が大いに役立つはずです！　アレルギー対策のカギは抗酸化×抗炎症なので、毎日の食事の質が特に大きく影響するのだというメッセージが伝わってきます。

食物繊維（J Immunol. 2024 ｜ Mucosal Immunol. 2022）

日本の研究と、スイス・オーストラリア・イギリスの共同研究です。１つ目では、短鎖脂肪酸を経口摂取したマウスではアナフィラキシー（重篤なアレルギー反応）が有意に改善されること、２つ目では、腸内細菌による食物繊維の発酵およびそれに伴う短鎖脂肪酸（特に酪酸）の産生が、アトピー性皮膚炎からマウスを防護することが、それぞれ示されています。

山田知世の補足ポイント

第2章でもお伝えしたように、食物繊維を餌に腸内細菌がつくり出す短鎖脂肪酸という物質が私たち人間の健康に幅広く貢献しているのですが（46ページ）、その代表例が「免疫力アップ」です。アナフィラキシーの症状は、腹痛や嘔吐のほか、呼吸困難や血圧低下、意識障害なども発生するため、場合によっては命にかかわります。また、アトピー性皮膚炎も年々増加していて、ここ30年で患者数が倍増したともいわれるほどです。アレルギー対策にも高繊維食を！

☺ オメガ3脂肪酸（Mucosal Immunol. 2022／Am J Respir Crit Care Med. 2019）

再び日本の研究結果と、もうひとつはアメリカの研究結果です。

1つ目の研究では、オメガ3脂肪酸の中でも亜麻仁油などに多いα-リノレン酸が、腸内細菌によって別の物質に変換され、この物質がアレルギー性皮膚炎などを抑制することが分かりました。

2つ目の研究では、喘息の子ども130名を対象に調査を行ったところ、オメガ3脂肪酸を多く摂取する子どもでは症状の発生率が低かったのに対し、オメガ6脂肪酸の摂取量が増えるごとに喘息の重症度合いが高まっていました。

山田知世の補足ポイント

アレルギー対策の基本中の基本ともいうべき、脂肪酸バランスの重要性です。オメガ3脂肪酸による抗アレルギー作用を示した研究は枚挙にいとまがありませんが、植物性オメガ3脂肪酸の代表格のα-リノレン酸が腸内細菌とのコラボでアレルギーを抑制するというのは、油のとり方と腸の健康の両方が大切だということが伝わってきます。DHAやEPAに加えて、α-リノレン酸の摂取源として亜麻仁油もしっかりとりましょう。

また、アメリカの研究では高オメガ3脂肪酸–低オメガ6脂肪酸の重要性が再確認できますが、それだけでは不十分です。低飽和脂肪酸–トランス脂肪酸ゼロも常にセットで取り組みましょう。

☺プロバイオティクス／プレバイオティクス（Pediatr Allergy Immunol Pulmonol. 2016）

これも日本の研究結果です。プロバイオティクスまたはプレバイオティクスを用いて腸内細菌のアンバランスを改善すると、アトピー性皮膚炎の予防や治療に役立つ可能性があることを示唆しています。

山田知世の補足ポイント

プロバイオティクスは、私たち人間に有益な働きをする微生物やその微生物を含む食品などを意味します。プレバイオティクスは、そうした微生物の餌になって微生物の活動を促進する食品成分のことです。「なんだか難しそう……」と思われたかもしれませんが、どうぞご安心を。第2章でお伝えした「究極の食事」（48ページ）を実践してさえいれば、プロバイオティクスもプレバイオティクスも、自然と補給できているんです！　良質なサプリメントを活用するのもいいですね。

☺ ビタミンD3（J Allergy Clin Immunol Glob. 2023）

これはドイツ・ギリシャ・イギリスの共同研究です。ビタミンD3のサプリメントを摂取した喘息患者（就学前児童と成人）では喘息の症状が目立たなくなったほか、喘息の重症度も軽減し、吸入ステロイド薬の必要量も減少しました。

続いてマウスの実験を行ったところ、ビタミンD3が、花粉症や喘息、湿疹などの特定のアレルギー性疾患の要因となる免疫物質（IgE）の血中濃度を低下させることも分かりました。

山田知世の補足ポイント

コロナ禍ですっかり有名になったビタミンD。その免疫力アップの力がアレルギーにも役立つことが伝わってきます。食べ物やサプリメントに含まれるビタミンDには、ビタミンD2（植物性食品由来）とビタミンD3（動物性食品由来）がありますが、どちらも効果はほとんど同じだといわれています。日光を適度に浴びれば皮膚でビタミンDをつくれますが、ほとんどの人が不足しているので（222ページ参照）、普段の食事やサプリメントからも補うようにしてください。

☺ 海藻（J Agric Food Chem. 2016）

マウスを用いて行われた、中国・アメリカ・イギリスの共同研究です。貝類・甲殻類アレルギーを起こしやすくしたマウスに、海藻（紅藻類）から取り出した多糖類（海藻のぬめり成分）を与えたところ、与えなかったマウスに比べてアレルギー反応が減少していました。

山田知世の補足ポイント

海藻をよく食べる、日本に住む私たちにぴったりの研究結果だと思います。研究で用いられた紅藻類は、日本でも食用にされている一般的な海藻で、板海苔（焼き海苔）のほか、海藻サラダや味噌汁の具材に使われています。そして日本人は、海藻を消化できる独自の腸内細菌を持っていることも報告されているんです！（Nature. 2010）海藻の恩恵を大いに受けて、アレルギーを遠ざけましょう。

☺ 緑茶（Front Immunol. 2020）

またもや日本の研究結果です。緑茶が食物アレルギーの抑制に効果があるというもので、緑茶を飲むと特定の腸内細菌が増加し、この腸内細菌が、食物アレルギーに関連する免疫反応を強く抑制するというメカニズムが報告されています。

山田知世の補足ポイント

ビタミンDと同様、コロナ禍で注目された緑茶が食物アレルギーの抑制にも役立つなんて、緑茶好きの私としても嬉しい研究結果です。免疫にかかわるヘルパーT細胞という白血球があるのですが、この白血球にはタイプ1型（Th1）とタイプ2型（Th2）があって、この2種類のバランスが保たれることで私たちを病気から守ってくれています。緑茶はこのうちタイプ2型に作用して食物アレルギーの抑制に貢献しているとのことです。

☺ 食器の手洗い（Pediatrics. 2015）

スウェーデンの研究チームは、7～8歳の子どもを持つスウェーデンの保護者1000名を対象にデータの分析を行いました。その結果、食器を手洗いする家庭の子どもの約23％が皮膚炎を発症していたのに対し、食器洗浄機を利用する家庭の子どもでは38％でした。また、手洗い家庭の子どもでは喘息の有病率が2％でしたが、食器洗浄機の家庭では約7％だったことも分かっています。全体的には、食器の手洗いはアレルギーのリスクを43％も下げていました。

山田知世の補足ポイント

食器の洗い方とアレルギーをつなぐのは「食器に残った微生物」です。食器洗浄機では高温のお湯で食器を洗い、熱風で乾燥させるので、食器の微生物が死滅してしまいますが、手洗いであれば環境中の微生物が生き残ります。こうした微生物との接触が、子どもの免疫力に大いに役立っていると考えられるわけです。
ちなみにこの研究では、食器の手洗いとともに発酵食品を食べたり農家から直接野菜を購入したりすれば、アレルギーの抑制効果をさらに高めていたことも示されています。やはり「環境中の微生物と仲良く暮らす」が重要なポイントですね！

☺ ペットの飼育（PLoS One. 2023）

これもまた日本の研究です。犬や猫を飼育していると、3歳までの食物アレルギーの発症リスクが低下していました。この効果は、胎児期と乳児期早期の両方の時点で犬や猫と接触していることが条件で、どちらか一方の時点のみでは効果がみられなかったとのことです。

山田知世の補足ポイント

ペットとのふれあいがアレルギーを防ぐのに役立つことを示した研究結果は、これまでにも数多く報告されています。ペットの常在微生物と接触する機会が増えることで、子どもの体の微生物叢が豊かになり、免疫力が高まるという因果関係が推測できます。

ペットを飼うのはなかなか難しいというご家庭もあるでしょうから、たまにはご家族で動物園やふれあい牧場などに訪れるのもいいかもしれません。

指しゃぶりや爪噛み（Pediatrics. 2016）

ニュージーランドとカナダの研究チームが、子ども1000名超を追跡し、指しゃぶりや爪噛みの傾向があるかどうかを保護者に報告してもらいました。その結果、指しゃぶりや爪噛みの傾向がみられた子どもでは、まったくみられなかった子どもに比べて、13歳時点と32歳時点での一般的なアレルゲンへの反応率が低かったことが示されています。

13歳時点でのアレルギー発症率は、指しゃぶりや爪噛みをしていた子どもでは38％でしたが、これらをしていなかった子どもでは50％に達していて、このような関連性は32歳時点でも存続していたとのことです。

山田知世の補足ポイント

指しゃぶりや爪噛みなどの口腔習癖は、歯並びや噛み合わせが悪くなるなど口の機能が低下する要因としてネガティブに捉えられがちですが、小さな子どもたちからすれば「環境中の微生物と接する大切な仕事」なので、2～3歳くらいまでは見守ってください。それ以降も続くようなら、ほかの方法で微生物との接触機会を設けたり、子どもがリラックスできるような環境をつくったりしてみてください（ストレスの影響が考えられるため）。

アレルギー性疾患のリスクを上げる要素

加工肉（Thorax. 2017）

フランス・スペイン・アメリカの共同研究チームが、フランスの5都市に在住する喘息患者約1000名を対象に調査を実施したところ、加工肉を最も多く食べる人では最も少ない人に比べて、喘息の症状悪化の経験率が76％高くなっていました。週1回未満では、喘息の症状が悪化した人の割合が14％でしたが、週1～4回未満では20％、週4回以上では22％でした。

山田知世の補足ポイント

ハムやソーセージ、ベーコンなどの加工肉は、アレルギーの有無に関係なく、普通の肉類以上に注意が必要です。食品添加物や製造時に発生する有害物質などの影響で、免疫系を刺激したり炎症を誘発したりすることが疑われます。皆さんの中にも「毎日食べる」という人は決して少なくないのでは？　これからはできるだけ食べないようにすることをおすすめします。食べるにしても、原材料にこだわったものを選び、量と頻度を減らすように心がけてください。

人工果糖（Ann Am Thorac Soc. 2018）

アメリカの研究チームが、約１０００組の母子を対象に調査を行った結果、妊娠中に炭酸飲料や加糖飲料（いずれも人工果糖が多い）を最も多く摂取した母親では、妊娠中にまったくもしくはほとんど飲まなかった母親に比べて、子どもが幼少期までに喘息の診断を受ける確率が7割高かったことが分かっています。

また、果糖の総摂取量が最も多い子どもでは、果糖をほとんどもしくはまったくとらない子どもに比べて、喘息の発症率が８割近く高まっていました。

山田知世の補足ポイント

第2章でもご紹介したように、人工果糖の問題は本当に深刻です。この研究では、肥満とは関係なく果糖が独立して喘息のリスクを高めていたとのことで、糖化（コゲ）による炎症増大や免疫系への悪影響が示唆されています。

次に登場する「清涼飲料水」、つまりジュースの類が、人工果糖の摂取源として諸悪の根源になっているように思います。喘息やアレルギーがなくても、これらを水代わりに飲むのは絶対にやめるようにしてください。

清涼飲料水（Respirology. 2012）

これはオーストラリアの研究結果です。そこでは、オーストラリア在住の1万6000名を対象に、清涼飲料水（コーラやレモネード、風味の付いたミネラルウォーターなど）の摂取量について電話調査を行いました。その結果、1日500ml超で飲む人はまったく飲まない人に比べて、喘息の発症率が1・26倍になっていました。また、清涼飲料水を多く飲むほど喘息のリスクが高まっていました。

研究チームはこの因果関係について、砂糖による気道炎症、ペットボトルのフタル酸エステルの影響、添加物に対するアレルギー反応などを推測しています。

山田知世の補足ポイント

500ml入りの清涼飲料水のペットボトルを1日1本以上飲む人は、日本でもかなりたくさんいるのではないかと思います。その一方で、この手の飲み物がアレルギーにもよくないと自覚している人はほとんどいないかもしれません。

砂糖や添加物はともかくとして、フタル酸エステルは環境ホルモンの一種で、内分泌系や免疫系にも悪影響を及ぼします。ペットボトルのペット（PET）は「ポリエチレンテレフタレート」の略で、フタル酸エステルを利用してつくった容器ですよ……という意味です。容器から飲み物に溶出する恐れがあるため、水やお茶を飲む場合でも、ペットボトル入りのものはできるだけ避けるようにしたいですね。

ビスフェノールA（PNAS Nexus. 2023）

環境中の微生物由来の物質（リポ多糖）が私たち人間の免疫系を訓練することが知られていますが、中国とシンガポールの研究チームは、この物質とビスフェノールAを投与したマウスでは、この物質のみを投与したマウスに比べて免疫反応が過剰になり、肺にダメージを受けていたことを報告しています。この物質にビスフェノールAが結合してしまい、免疫系が暴走しやすくなるとのことです。

山田知世の補足ポイント

先ほどのフタル酸エステルとともに、ビスフェノールAも代表的な環境ホルモンです。環境ホルモンのリスクについては第2章でもお伝えしたとおりですが、アレルギー対策という側面でも、飲食にかかわる場面では特に、プラスチック製品をできるだけ遠ざけるようにしましょう。

受動喫煙（J Allergy Clin Immunol. 2017）

カナダとスウェーデンの研究で、約3800名のスウェーデンの子どもを対象に、16歳になるまで健康状態を観察しました。その結果、生後2か月の時点で保護者が喫煙していた子どもは、特に卵やピーナッツに対する食物アレルギーの兆候を示す可能性が高いことが分かりました。

山田知世の補足ポイント

受動喫煙の問題も、世間では軽視されがちだと思います。家族に気をつかっているつもりで、たとえ家の外で喫煙していても、家に戻ってくればその人の呼気や手指、髪の毛、衣服などを通じて受動喫煙（セカンドハンド・スモーク）にさらされますし、最近では家具やカーテン、部屋の壁、紙類などに付着したタバコの煙成分による健康被害（サードハンド・スモーク）もよく知られるようになりました。

喫煙は依存性が高いので禁煙するのもひと苦労ですが、実は断食が卒煙に役立つ可能性があります（J Addict Nurs. 2022）。ぜひミネラルファスティング（58ページ）を実践してみてください！

抗菌薬（Int J Environ Res Public Health. 2020）

中国の研究チームが、未就学児童に関する質問票への保護者からの回答1万3000件をもとに分析を行ったところ、生後1年以内の抗菌薬（抗生物質）の利用と、肺炎や喘息、食物アレルギー、アレルギー性鼻炎、アトピー性皮膚炎などとの関連性がそれぞれ示されました。

山田知世の補足ポイント

抗菌薬が腸内細菌にダメージを与え、免疫力が低下してしまうというのは比較的よく知られていることかもしれませんが、生まれて間もない子どもにとっては特に高リスクだということがうかがい知れます。ちょっとした風邪（感冒）でもすぐに抗菌薬を処方してほしいと言ってこられる患者さんがとても多いのですが、そもそも風邪の大半はウイルス由来なので抗菌薬は効きませんし、安易に利用しているとアレルギー以外にもさまざまな健康問題のリスクが高まるので、これからは抗菌薬に頼らないようにしてください。

夜勤（Thorax. 2021）

これはイギリスとアメリカの共同研究です。28万名超のイギリス人の健康情報をもとに調査した結果、常勤の夜勤労働者では一般的な勤務時間帯で働く人に比べて、中度から重度の喘息を発症する確率が36％増加していました。また、夜勤を含む不規則なシフトで働く人では、この確率が55％高かったことも示されています。

山田知世の補足ポイント

体内時計の乱れがいかに健康を害するかということの具体例ですが、私自身も勤務医時代に夜勤や交代勤務の経験があるので、特定の職業を選んだ人にとってはどうしようもないという気もします。それ以外のリスク要因を可能な限り回避しつつ、健康的な食習慣や生活習慣を送るようにするのが、セカンドベストの対策だと思います。

アレルギー性疾患の対策に特におすすめのサプリメント

▽**総合ミネラルビタミン**……免疫システムの健康を保つにはあらゆるミネラルやビタミンが不可欠
▽**オメガ3脂肪酸**……体内で炎症を和らげる物質（脂質メディエーター）に変換される
▽**亜鉛**……免疫システムの要ともいうべきミネラル。白血球の成熟に欠かせない
▽**ビタミンC**……抗酸化栄養素の代表格。アレルギー症状の緩和や改善に役立つ
▽**ビタミンD**……免疫機能の調節役。過剰な免疫反応を抑制し、必要な免疫機能を促進する
▽**プロバイオティクス**……腸内環境を整え、腸管免疫システムを正しく働かせる

うつ病——脳内の神経伝達をスムーズにする

日本では人口の約６％がうつ病に見舞われているといわれています。薬害の犠牲になりやすい健康問題ですが、思考や感情も細胞でつくられている限り、細胞レベルであらゆる方向から脳の神経伝達をスムーズにすることが、うつ病対策の基本ポイントとなります。

うつ病のリスクを下げる要素

☺ 地中海食（Am J Clin Nutr. 2022）、**健康的な食事**（PLoS One. 2019）

オーストラリアの２つの研究結果です。１つ目では、不健康な食生活を送っていた若年男性（18～25歳）が健康的な地中海食（全粒穀物、豆類、さまざまな種類の野菜、脂が乗った魚、味付けなしのナッツ類、オリーブ油が豊富）に切り替えたところ、うつ病の症状が大幅に改善したことが示されています。

別の研究チームですが、２つ目も同様です。食生活が不規則で中度から重度のうつ病の症状がある大学生を対象に、半数には、お菓子やファストフード、甘い飲み物などの加工食品を制限し、全粒穀物や野菜、果物、魚、オリーブ油を増やすよう伝えられました。残りの半数は普段の食生活を続けました。

3週間後、健康的な食事のグループは気分がはるかによくなり、不安が少なくなったと報告したほか、うつの度合いを測定する尺度のスコアも正常になっていました。

山田知世の補足ポイント

植物性主体の健康的な食事がどれだけ万能か、つくづく実感させられます。心の問題は食や栄養と切り離して論じられることが多く、本当にもどかしく思います。皆さん自身も、心の不調を感じたら、まずは普段の食生活をあらためて見直していただきたいですし、皆さんの周りに心の問題を抱えている人がいたら、ぜひ食の改善をアドバイスしてあげてください。

☺ 魚の高摂取（J Epidemiol Community Health. 2016）

中国の研究チームが、魚の摂取とうつ病に関する16件の過去の論文（計15万名の被験者）を再検証した結果、魚を最も多く食べる人では最も少ない人に比べて、うつ病のリスクが17％低いという有意な関連性が示されました。

研究チームは、魚に含まれるオメガ3脂肪酸が脳の細胞膜の微細な構造を変化させ、神経伝達物質の活動を改善する可能性に言及しています。

山田知世の補足ポイント

魚が脳の健康によいことも、かなりよく知られるようになったと思います。ただし、どんな魚でもよいわけではなく、食べるのであればいわしやあじ、さばなど、できるだけ小型の天然の青魚を選ぶようにしてください。食物連鎖の上位にいて、水銀をはじめとする有害物質の生物濃縮のリスクが高いまぐろなどの大型魚は、特に避けるようにしましょう。

☺ **オメガ3脂肪酸**（Nutrients. 2023 ｜ Transl Psychiatry. 2016）

1つ目は日本の研究です。妊娠中期から後期にかけてえごま油を12週間摂取したグループでは、産後うつに関するメンタルヘルスのスコアがよくなっていました。

2つ目はオランダの研究です。うつ病とオメガ3脂肪酸のEPA・DHAに関する過去の13研究を分析した結果、EPAとDHAには抗うつ薬に匹敵する効果があることが示されました。

山田知世の補足ポイント

産後うつも非常によくみられる問題です。日本の研究では植物性オメガ3脂肪酸のα-リノレン酸による抗うつ効果に注目していて、とても画期的だと思います。また、研究対象となった日本の妊婦さんたちは、欧米人並みにオメガ3脂肪酸が不足していることも示されていて、由々しき事態です。母子双方の健康のためにも、オメガ3脂肪酸はしっかりとってほしいものです！

オランダの研究では、抗うつ薬と比較しているのがちょっと気にはなりますが、いずれにせよEPAやDHAの力はやはりすごいということを実感できます。うつ病対策といえばオメガ3脂肪酸です。油のとり方（脂肪酸バランス）には細心の注意を払ってください。

☺ 大豆（Eur J Nutr. 2018）

こちらも日本の研究です。妊婦1700名を対象に、大豆製品の摂取状況とうつ病との関連性を分析したところ、大豆製品を最も多く食べるグループ（1日93g）では最も少ないグループ（1日21g）に比べて、うつ病の有病率が37％低いことが分かりました。

研究チームは、大豆イソフラボンが有益な働きをしているのではないかと推測しています。

山田知世の補足ポイント

大豆製品がうつ病にもいいとなれば、ますます食べたくなりますね！　大豆には、イソフラボンはもちろん、マグネシウムやビタミンB群、食物繊維も豊富なので、これらの栄養素が相乗的に抗うつ効果を発揮しているものと考えられます。

ちなみに、豆腐4分の1丁に納豆1パックで、「1日93g」は余裕でクリアできます。

☺ 果物の摂取頻度（Br J Nutr. 2022）

これはイギリスの研究結果です。果物を頻繁に食べる人は、食べない人に比べて精神的健康状態がよいと自己申告する傾向が強く、うつ病の症状を報告する可能性が低いことが示されています。この研究では、果物の摂取量全体とは関係なく、果物を食べる頻度が高い人ほど、うつ病のスコアが低くなり、精神的健康のスコアが高くなっていました。

山田知世の補足ポイント

食べる量ではなく食べる頻度のほうが重要というのは、とても興味深いです。また、この研究では、果物は野菜に比べて生で食べることが多く、加熱調理で失われやすい栄養素の摂取に適しているのではないかとしています。ローフードの重要性も伝わってきますね！

☺ きのこ類（J Affect Disord. 2021）

アメリカの2万4000名超のデータを利用し、きのこ類の摂取がうつ病の発症率を低下させることが示されました。研究チームは、きのこ類に含まれるエルゴチオネインという物質に注目し、この物質による抗酸化作用や抗炎症作用がうつ病の抑制に貢献しているのではないかと推測しています。

山田知世の補足ポイント

この研究では、きのこ類を食べていたのは参加者の5%程度だったそうですが、きのこ大国の日本では、少なくとも半分以上、おそらく6~7割の人が食べているのではないかと思います。「高血圧」のところでも登場したエルゴチオネインの抗酸化作用はビタミンCなどよりも強力で、熱や酸などの影響も受けないといわれているので、毎日の食事にきのこをどんどんとり入れましょう!

☺ プロバイオティクス（BMJ Nutr Prev Health. 2020）

イギリスの研究チームによるレビュー論文です。過去の研究論文を再検証した結果、プロバイオティクスのサプリメントを単独で摂取しても、プレバイオティクスと組み合わせて摂取しても、うつ病の緩和に役立つ可能性があることが示されています。

論文では、プロバイオティクスやプレバイオティクスによって腸内フローラが健全になり、脳腸相関を通じて炎症性などが低下した結果、うつ病を緩和させたのではないかと推測されています。

山田知世の補足ポイント

プロバイオティクスとプレバイオティクスについては、アレルギー対策のところでも登場しました。一見すると、腸の健康と心の健康はまったく関係なさそうにも思えますが、腸と脳は密接に関連していて、どちらか一方の健康状態の良しあしが、もう一方にも大きく影響することが知られるようになっています。心の健康のためにも腸の健康を心がけましょう！

マグネシウム（PLoS One. 2017）

アメリカの研究チームは、外来のうつ病患者120名を2群に分け、一方には塩化マグネシウムを1日4錠（マグネシウムの総含有量は1日248mg）、6週間与えられ、もう一方の対照群には何も与えられませんでした。

その結果、マグネシウム摂取群ではうつや不安の症状の指標に有意な改善がみられました。また、研究開始から2週間の時点で、このような改善傾向がすでにみられたとのことです。

山田知世の補足ポイント

マグネシウムの重要性はお伝えしてきましたが、「天然のトランキライザー（精神安定剤）」の異名を持つほど、心の健康にも重要なミネラルです。マグネシウムの豊富な食事に合わせて、マグネシウムのサプリメントも摂取するようにしていれば、心身の健康の維持増進に大いに役立つはずです。薬に頼らず栄養素に頼りましょう。

☺ マンガン（J Affect Disord. 2017）

これは日本の研究結果で、「エコチル調査」の一環です。エコチル調査は、環境中のさまざまな化学物質が子どもの健康に及ぼす影響を調べることを目的に、環境省が中心になって２０１１年から行われている大規模調査です。

妊婦さん１７００名を対象に調査を行ったところ、マンガンの摂取が多いほど、妊娠中のうつ症状の有症率が有意に低下していました。マンガンの摂取量が最も最も多い群では最も少ない群に比べて、うつ症状の有病率が36％減少していたことが報告されています。

山田知世の補足ポイント

マンガンはあまりメジャーではないかもしれませんが、立派な必須ミネラルのひとつです。脳では神経伝達物質の再利用に深くかかわっているので、マンガンを十分に摂取していれば心の健康に直結すると考えられます。毎日の食事では、玄米やくるみ、そば、栗などが優れた摂取源になるので、しっかりとるように心がけてください。

☺ ビタミンD（Crit Rev Food Sci Nutr. 2023）

これは、フィンランド・オーストラリア・アメリカ・ノルウェーの共同研究です。世界各国でこれまでに行われた40件以上の研究の結果を解析したところ、ビタミンDの補給がプラセボ（偽薬）に比べて、うつ病患者の症状緩和に役立つことが示されました。ビタミンDの用量は研究ごとに大きな差異があったものの、典型的な量は1日50～１００μgだったとのことです。

山田知世の補足ポイント

アレルギー対策のところでも登場したビタミンD。脳内では「神経ステロイド」と総称される物質群の合成を調節することで、神経伝達にも深くかかわっているといわれています。このような働きを介して、ビタミンDの摂取がうつ対策にも力を発揮するのだと考えられるわけです。ビタミンDの万能ぶりが伝わってきますね！

☺ **運動**（BMJ. 2024）

これは、イギリスの研究チームが過去の複数の研究（うつ病患者1万４０００名）を解析した結果です。通常治療群やプラセボ摂取群と比較して、ウォーキングやジョギング、ヨガ、筋力トレーニングなどの運動を行ったグループではうつ病が軽減していました。

この研究では、運動単独でも、心理療法や薬物療法などの既存の治療法と併用しても効果があったほか、運動強度が上がるほど効果が高まる可能性を示唆しています。

山田知世の補足ポイント

運動がうつに役立つということ自体はかなり有名で、これまでにたくさんの研究結果によって裏付けられていますが、この研究でもあらためて証明された形です。うつに対する運動のメリットは、何といってもＢＤＮＦ（111ページ）を増やすことでしょう。ＢＤＮＦは脳の神経細胞が正しく働くために欠かせないタンパク質なので、運動によってＢＤＮＦが増えると脳の神経伝達がスムーズになるのだと考えられます。９つのメソッドのひとつでもある「運動」で、心も体も元気にしましょう。

質の高い睡眠（Cortex. 2023）

こちらも再びイギリスの研究で、質の高い睡眠がうつ病や不安に対する回復力を高めるのに役立つことが示されています。この研究では、コロナ禍でストレスの多い時期に６００名以上の被験者から得られたデータを分析しました。その結果、パンデミックの最初の数か月間、睡眠の質が高い人では、うつ病と不安の症状が軽減されていました。

山田知世の補足ポイント

運動と同じくらい、睡眠がうつを防ぐのに役立つこともよく知られているのではないかと思います。うつと不眠はお互いに関連しあっているので、一方が改善すればもう一方もよくなると考えられます。第2章でお伝えした、質の高い睡眠をとるためのポイント（毎日決まった時間帯に早寝早起き、午後10時から午前2時をできるだけ睡眠にあてる、就寝3時間前までに食事を済ませる、寝酒をしない、腹式呼吸、夜間の照明を薄暗くするなどを、ひとつでも多く実践するようにしてください。

音楽療法（Menopause. 2022）

これはトルコの研究です。閉経女性50名弱を2群に分け、一方には音楽の演奏を聞いてもらい、もう一方は音楽なしで、6週間過ごしてもらいました。その結果、音楽を聞いたグループでうつ病のスコアが有意に減少したことが示されています。

山田知世の補足ポイント

音や音楽の力もすごいですね。この研究では、どのようなジャンルの音楽をどのような方法で聞いてもらったのかまでは分かりませんが、いずれにせよ、音のある環境が私たちの健康にどれだけ重要かが伝わってきます。ぜひ、ご家族でレコード音楽を楽しんだり、自然豊かな場所を訪れて生き物や水、風がつくり出す音に親しんだりしてみてください。

☺ 早寝早起き（JAMA Psychiatry. 2021）

アメリカとイギリスの共同研究で、80万名以上のデータを分析した結果です。そこでは、睡眠の中間点（就寝時間と起床時間の中間点）が1時間早まるごとに、重度のうつ病になる可能性が23％低くなることが示されています。

研究チームは早寝早起きを習慣づけるポイントとして、昼間は明るく、夜は暗くすることや、庭やベランダでモーニングコーヒーを飲むこと、徒歩や自転車で通勤し、夜は電子機器類の明るさを落とすことなどを推奨しています。

山田知世の補足ポイント

早寝早起きの重要性についても第2章でお伝えしたとおりです。とはいえ、何かと忙しい現代人にとっては、早起きはまだしも早めに寝ることのほうが難しいかもしれません。ここで発想の転換をご提案。日中は忙しいし自分の時間も欲しいし、残りの時間で何とか睡眠をとるという人が多いと思いますが、今日からこの考え方を改めましょう。睡眠をお金に例えると〝固定費〟、いわば家賃のようなもので、絶対に確保しなければなりません。まずは毎晩きちんと睡眠時間を確保して、その残りの時間でほかのことをやりくりする……という生活にシフトしましょう。

☺街路樹の多い住環境（Sci Rep. 2020）

これはドイツとイギリスの研究結果です。ドイツに住む1万名のデータを分析したところ、家のすぐ近く（100m以内）に街路樹が多いほど、抗うつ薬を処方されるリスクが減るという相関関係が示されました。この関係性は、貧困層で特に強くみられたとのことです。ドイツでは貧困層が抗うつ薬を処方されるケースが最も多いため、都市部の街路樹が自然的な解決策になる可能性があると研究チームは述べています。

山田知世の補足ポイント

これも興味深い研究結果ですね。自然豊かな場所が心の健康によさそうなのはなんとなく想像できますが、街路樹にも〝抗うつ効果〟があるというのは、都市部で暮らす人にとって朗報だと思います。

そうかといって、今から街路樹の多い場所に引っ越すというのも現実的ではないので、せめて、家の庭やベランダで植物を育てたり、家の中に観葉植物を置いたりして、身の回りにできるだけ緑を増やしてみましょう。

うつ病のリスクを上げる要素

高GI食（Am J Clin Nutr. 2015）

アメリカの研究チームが、約7万名の女性のデータを分析した結果です。それによると、食事のGIが高くなるほど、うつ病の発症リスクが高まっていました。同様に、砂糖の摂取量が増えるほどリスクが高まる傾向もみられました。

また、食物繊維やジュース以外の果物、野菜の摂取量が多いと、うつ病の発症リスクが下がることも示されています。

山田知世の補足ポイント

GI（グリセミック指数）については糖尿病対策のところ（119ページ）で解説しました。食品ごとの血糖値の上昇度合いを示す指標で、GIの高い食品（精製・加工の度合いが高い食品）ほど血糖値を急上昇させてしまいます。

血糖値が急上昇すると、インスリンがたくさん分泌されて血糖値を素早く下げようとします。こうした血糖値の乱高下はメンタル面に大きな悪影響を及ぼすので、うつ病のリスクを高めてしまうわけです。心の健康のためにも、できるだけ未精製・未加工の食べ物を多くとるようにしましょう。

飽和脂肪酸（Mol Metab. 2018）

これは、マウスを用いたカナダの研究です。マウスを3つのグループに分け、▽飽和脂肪酸の多い餌、▽一価不飽和脂肪酸の多い餌、▽低脂肪の餌……をそれぞれ与えました。12週間後、飽和脂肪酸の多い餌のマウスにおいて、肥満や耐糖能異常のほか、不安や抑うつ行動がみられるようになりました。

山田知世の補足ポイント

脂肪の多い餌でも、一価不飽和脂肪酸（オメガ9脂肪酸［31ページの図4を参照］）では問題なかったのに、飽和脂肪酸が多いと心の問題につながるというのはとても示唆的です。この研究では、過剰な飽和脂肪酸がマウスの脳に炎症を起こすことで不安や抑うつを示したのではないかと推測しています。オメガ6脂肪酸やトランス脂肪酸を避けることばかりに注意がいきがちですが、「低飽和脂肪酸」も、油のとり方では重要なポイントなので、あらためて意識するようにしてください！

人工甘味料（JAMA Netw Open. 2023）

アメリカの研究チームが、中年女性3万2000名を対象に調査を行った結果、加工食品の摂取量が上位20％の女性では、うつ病のリスクが1・5倍になっていました。また、食べ物や飲み物に含まれる人工甘味料の含有量が、うつ病のリスク増に関連していたことが分かっています。

山田知世の補足ポイント

人工甘味料の悪影響も第2章の「おやつの過ごし方」（97ページ）でお伝えしたとおりです。この研究では、人工甘味料が脳内の特定の神経伝達システムを刺激することで、うつ病のリスクを高めているのではないかと推測しています。

そうでなくても、体に悪い加工食品はとらないに越したことはありません。現にこの研究でも、4年間にわたって加工食品の摂取を1日3サービング以上減らした人は、うつ病のリスクが低下したことが報告されています。カタカナだらけの人工甘味料には要注意です！

座位時間の増加（Front Psychiatry. 2021）

コロナ禍の時期に行われた、アメリカとアイルランドの研究です。3000名以上のアンケートの回答結果を調べたところ、2020年4月から6月までの間で座りっぱなしの時間が長かった人は、うつ病の症状が強くなる傾向が示されました。また、平均8週間でパンデミック中の生活に適応し、精神状態が改善しましたが、座っている時間が長いままだった人のうつ症状は、同じようには回復しませんでした。

山田知世の補足ポイント

リモートワークやオンラインでのやりとりが日常になるなど、コロナ禍の前後で仕事のやり方が大きく変わりました。その弊害のひとつが「座りっぱなし」の増加です。運動がうつによいのであれば、運動しないことがうつによくないのは半ば当然のこと。

この研究でも、ほんのちょっとした動作をするかしないかでもまったく違ってくることを指摘しています。例えば、会議に向かうためにオフィスの廊下を歩く必要がなくなった人は、オンライン会議の前後に少し歩くことで、座ることからいったん離れてみたり、在宅勤務になった人は、通勤していた当時を思い出して、勤務前と勤務後に自宅周辺をぐるっと歩いてみたりするなど、具体的に提案しています。ぜひ皆さんも参考にしてみてください。

うつ病の対策に特におすすめのサプリメント

▽**総合ミネラルビタミン**……思考や感情をつくり出すさまざまな神経伝達物質の合成には、あらゆるミネラルやビタミンが不可欠

▽**オメガ3脂肪酸**……メンタルヘルスといえばオメガ3脂肪酸。脳細胞の細胞膜や細胞小器官膜の柔軟性や流動性を高め、神経伝達をスムーズにする
▽**マグネシウム**……リラックスミネラルの代表格。セロトニンなどの神経伝達物質の合成に欠かせない
▽**ビタミンB群**……神経伝達や神経伝達物質の合成に必要なエネルギー産生をサポートする
▽**ビタミンD**……脳内でつくられる「神経ステロイド」の合成を調節することで神経伝達をスムーズにする
▽**プロバイオティクス**……腸脳相関の代表例。腸の健康を改善すれば脳の健康につながる

認知症――「許されざる老化」を徹底的に遠ざける

脳の糖尿病ともいわれる認知症。「年をとったら誰でもなる」わけでは決してありません！　糖尿病対策のところも大いに参考にしながら、毎日の食習慣や生活習慣を通じて、この「許されざる老化」の代表格を徹底的に遠ざける努力をしましょう。

認知症のリスクを下げる要素

☺ **地中海食**（BMC Med. 2023）

イギリス・オーストラリア・スウェーデン・アメリカの共同研究です。イギリスの被験者6万名分のデータをもとに10年間追跡調査したもので、地中海食の実践度合いが最も高いグループでは最も低いグループに比べて、認知症のリスクが23％低下していました。

この研究では、遺伝的に認知症になりやすい人でも地中海食の実践によってリスクを下げられることが分かっています。

山田知世の補足ポイント

やはり食事の効果は絶大ですね。認知症になりやすい遺伝子を持っているかいないかに関係なく恩恵を受けることができるというのは、とても勇気づけられます。うつ病対策にも登場した地中海食は、「究極の食事」（48ページ）とも共通点の多い、健康的な植物性主体食の代表例です。日本に住む私たちは、玄米ご飯と具だくさん味噌汁を柱にした「究極の食事」で脳の老化を防ぎましょう！

☺ **食物繊維**（Nutr Neurosci. 2023）

これは、3700名を対象に21年もの追跡調査を行った、日本国内の研究結果です。ある1日の食事に含まれる食物繊維の摂取量が最も多いグループは、最も少ないグループに比べて、要介護の認知症を発症するリスクが26％低いことが分かりました。

研究チームは、食物繊維が腸内フローラに影響を及ぼして、脳の神経炎症を改善したり、そのほかの危険因子を低減したりすることで、認知症のリスクを低下させているのではないかと推測しています。

山田知世の補足ポイント

まさに脳腸相関の真骨頂ではないかと思います。「究極の食事」≠高繊維食ではありますが、あらためて、食物繊維を意識してとることの重要性がうかがい知れます。

ちなみにこの研究では、いも類によるリスク低減効果も示されていました。特にさつまいもは、糖尿病対策でもお伝えしたおすすめ高繊維食品（そば・小豆・さつまいも）の一角を担う存在なので、秋から冬にかけての旬の時期にはたっぷり食べるようにしてください。

☺ **抗酸化物質**（Neurology. 2022 ｜ J Alzheimers Dis. 2012）

1つ目はアメリカの研究です。45歳以上の7200名を対象に16年間の追跡調査を行ったところ、抗酸化物質のルテイン、ゼアキサンチン、β-クリプトキサンチンの血中濃度が最も高い人は、濃度が低い人に比べて、数十年後に認知症を発症する可能性が低いことを示しています。

2つ目はドイツの研究です。軽度の認知症患者70名と認知症ではない150名を対象に、さまざまな抗酸化物質の血中濃度を比較したところ、軽度の認知症患者ではビタミンCとβ-カロテンの血中濃度が著しく低いことを発見しました。

山田知世の補足ポイント

認知症対策といえば抗酸化物質。いずれの研究でも、体内では合成できないビタミンやファイトケミカルの血中濃度がカギを握っていて、普段の食事でこれらの栄養素をいかにしっかりとるべきかを物語っています。

「加齢黄斑変性」や「骨折・骨粗鬆症」のところでも登場したルテイン・ゼアキサンチン・β-クリプトキサンチンは、いずれもカロテノイド類に属するファイトケミカルです。ルテインとゼアキサンチンはほうれんそうなどの青菜類に豊富です。β-クリプトキサンチンは温州みかんの含有量が断トツです。ビタミンCはキウイフルーツやパプリカ、β-カロテンは青菜類やにんじん、かぼちゃに豊富。旬の果物や野菜の恩恵を存分に受けましょう！

☺ エクオール（Alzheimers Dement. 2020）

これはアメリカと日本の共同研究です。認知機能が正常な日本人の高齢者90名を対象に、エクオール（大豆イソフラボンの腸内代謝産物）の血中濃度を測定した結果、エクオールの血中濃度が高い人ほど脳の白質という部位の病変の度合いが低く、脳容積が大きいことが示されています。

山田知世の補足ポイント

近年になって注目されている成分のエクオール。これまでは主に性ホルモン系の健康問題に役立つことが報告されてきましたが、最近では認知症のリスクを下げる効果も知られるようになっています。

一方で、エクオールをつくり出せるのは日本人では4〜7割であるのに対し、アメリカ人は2〜3割程度といわれていて、これは腸内フローラの違いによるものと考えられています。つまり、普段から大豆をよく食べる日本人のほうが、エクオールをつくり出す腸内細菌が定着しやすいわけです。健脳効果を得るためにも大豆や大豆製品をしっかりとりましょう。

総合ミネラルビタミン（Am J Clin Nutr. 2024）

アメリカの研究チームは、3つの臨床試験に参加した60歳以上の5000名超を対象に分析を行ったところ、総合ミネラルビタミンのサプリメントを2〜3年にわたって毎日摂取することで、脳機能と記憶力の両方にメリットがあることを示しています。また、プラセボ（偽薬）を摂取したグループに比べて、脳の老化が2年分遅くなっていました。

山田知世の補足ポイント

サプリメントをとるだけでさまざまな健康問題を予防・改善できる上に、脳の若さも保つことができるのであれば、まさに「もうけもの」ではないでしょうか？

とはいえ、市販されている総合ミネラルビタミンのサプリメントの品質は玉石混交であり、何でもよいというわけではありません。第2章でお伝えした選び方のポイント（55ページ参照）を、もう一度よく確認しておいてください。

☺ **マグネシウム**（Eur J Nutr. 2023）

これはオーストラリアの研究です。認知機能が健康な40〜73歳の6000名以上を対象に調査を行ったところ、1日550㎎以上のマグネシウムを摂取する人は、一般的な摂取量（約350㎎）の人に比べて、55歳になるまでの脳年齢が約1歳若いことが分かりました。マグネシウムの増量摂取が脳容積を増大し、白質病変を減らした結果とのことです。

山田知世の補足ポイント

ここでもマグネシウムの活躍ぶりが伝わってきます。この研究で一般的な摂取量とされている350㎎は、『日本人の食事摂取基準』の推奨量と同程度。つまり、認知症を防ぐためには、マグネシウムの豊富な食事に加えて、マグネシウムのサプリメントを摂取することも非常に効果的です。こちらも第2章でお伝えしたように、口からも皮膚からも塩化マグネシウムを補給するようにしてください。

オメガ3脂肪酸（Neurology. 2022）

アメリカの研究チームは、認知症ではない被験者2000名以上を対象に、赤血球中のオメガ3脂肪酸の濃度と脳の構造や機能の関係について調査を行いました。その結果、赤血球のオメガ3脂肪酸が多いほど、海馬（学習と記憶を司る脳の部位）の容積が大きいことが分かりました。また、オメガ3脂肪酸を多く摂取すると、抽象的推論能力（論理的な思考で複雑な概念を理解する能力）が向上することも示されています。

山田知世の補足ポイント

やはり、脳の健康といえばオメガ3脂肪酸ですね！　赤血球のオメガ3脂肪酸濃度は、全身のオメガ3脂肪酸の量や健康状態などを示す有力な指標として、世界的に注目されています。杏林予防医学研究所でも、赤血球のオメガ3脂肪酸などを調べる検査キットを取り扱っていますので、興味のある方はホームページ（https://kyorin-yobou.net）をご覧になってください。この検査キットではトランス脂肪酸も調べることができます。どちらも一般的な血液検査では調べられない項目なので、ぜひ受けてみてください。

☺ ビタミンD (Alzheimers Dement. 2023)

これは、カナダとイギリスによる大規模調査の結果です。1万2000名以上の被験者を対象に10年間追跡したところ、ビタミンDのサプリメントを摂取していた人では摂取していなかった人に比べて、認知症の発症率が4割低下していました。

山田知世の補足ポイント

ビタミンDと認知症予防の関係はあまり一般的ではないかもしれませんが、認知症の危険因子として知られている、アミロイドβやリン酸化タウタンパクなどの蓄積を防ぐことが分かっています。ここまでご紹介してきた、アレルギー・うつ病・認知症という、現代人の多くが見舞われている健康問題の対策にビタミンDが登場することからも、いかに万能ビタミンかということがよく分かります。

☺ **断食**（Cell Rep. 2022）

マウスを用いて行われた、アメリカとイタリアの共同研究です。断食を模した餌を4～5日間、月に2回与えたマウスでは、アルツハイマー型認知症の症状が軽減していました。このマウスでは、アミロイドβとリン酸化タウタンパクが減少していたことも報告されています。また、通常餌のマウスに比べて脳の炎症が軽減し、認知テストの成績が向上したとのことです。

山田知世の補足ポイント

アルツハイマー型認知症は、さまざまな病態のある認知症の中でも約7割を占めるといわれています。この研究によると、「断食を模した餌」は、総エネルギーやタンパク質、炭水化物の量は少ないながらも、必要な栄養素を摂取できるようにつくられたものだそうです。すでにアルツハイマー型認知症を発症していたマウスが用いられたことからも、断食の持つ〝治す力〟のポテンシャルが伝わってきます。

☺ **運動習慣**（Stroke. 2012）

これはポルトガルの研究です。60～70代の630名を対象に3年間の追跡調査を行ったところ、ジムやウォーキング、自転車などで定期的に運動を行っている人では、脳血管性認知症のリスクが

36%、あらゆる要因の認知障害や認知症のリスクが39%、それぞれ減少していました。

山田知世の補足ポイント

運動による認知症の予防効果もよく知られるようになりました。また、やや複雑な暗算やしりとりをしながら体を動かすといったような、ちょっとした負荷の組み合わせが認知症を防ぐのに役立つことも分かっています。運動によって筋肉が刺激を受けると、脳ではBDNF（111ページ）が盛んにつくられ、神経細胞が修復されるからです。その際に頭も働かせれば、さらに大きな効果が期待できるというわけです！

なお、脳血管性認知症はアルツハイマー型認知症の次に多い病態で、アルツハイマー型認知症との併発もよくみられます。

☺ 歩道の多い住環境（Am J Epidemiol. 2021）

日本の研究チームが7万6000名のデータを調べたところ、居住地域の歩道面積の割合が最も多いグループでは最も少ないグループに比べて、認知症のリスクが45%低くなっていました。このような関係性は都市部のみでみられたとのことです。

山田知世の補足ポイント

要は、歩道が整備されていれば歩く機会が増えたりモチベーションが上がったりして、運動量が増えることで、結果的に認知症の予防につながるという話ですね。日本は世界的に見ても歩道の設置割合が特に低いんだそうです……。

歩道の少ない地域に住んでいる場合は、安心して歩けるようなお気に入りのウォーキングコースを探してみましょう。杏林アカデミーの早朝講座では、ウォーキングプログラムの際に京都ならではの自然豊かなルートをご案内していますよ！

☺ **緑地空間**（JAMA Netw Open. 2022）

自宅や近隣の緑にふれることで認知機能が高まる可能性があるという、アメリカの研究結果です。平均年齢61歳の女性1万3000名を対象に調査を行ったところ、居住地域に緑地空間が多く、緑にふれる機会が多い人ほど、脳の情報処理速度や注意力が高まっていました。

山田知世の補足ポイント

周りに緑が多いということが、私たちの脳の健康にも密接に関与している様子がうかがい知れます。うつ病対策のところでも、街路樹の多い住環境に抗うつ効果があるという研究結果を紹介しましたが、野生の生き物と同じように私たち人間も、木々や草花の存在を前提に日々の生活が成り立っているということを実感できます。

認知症のリスクを上げる要素

カルシウムのサプリメント（Neurology. 2016）

これはスウェーデンとイギリスの研究によるものです。認知症のない70〜92歳の女性700名を対象に、5年間の追跡調査が行われました。その結果、カルシウムのサプリメントを摂取した人は摂取しなかった人に比べて、認知症の発症率が2・1倍になっていました。

さらに分析したところ、これらの関連性は脳卒中の既往歴がある人のみにみられ、カルシウム摂取群では非摂取群に比べて、認知症の発症リスクが6・7倍に達していました。

山田知世の補足ポイント

カルシウムは必須ミネラルではありますが、カルシウムばかりが過剰だと体内でさまざまな悪影響を及ぼします。この研究はまさにその典型例だと思います。

おそらく、マグネシウムとセットで適切な比率で摂取していれば、結果はむしろ逆になっていた（認知症のリスクを下げていた）のではないかと推測されます。今回の研究では、脳卒中の既往歴がある人限定の危険因子だったとはいえ、カルシウム単体でとることはすべての人におすすめしません。食事でもサプリメントでも、カルシウムをとるときは、常にマグネシウムとのバランスに注意しましょう（37ページ参照）。

トランス脂肪酸（Neurology. 2019）

日本で示された研究結果です。60歳以上の1600名を対象に10年間追跡したところ、トランス脂肪酸の血中濃度が最も高いグループでは最も低いグループに比べて、認知症の発症リスクが1・5倍になっていました。また、認知症のうちアルツハイマー型認知症だけに注目しても同様の傾向がみられたことが分かっています。

山田知世の補足ポイント

トランス脂肪酸の問題は第2章でもお伝えしたとおりで、そこでもアルツハイマー型認知症との関連性をすでに紹介しましたが、このように、日本人を対象とした研究でも証明されています。「日本人はトランス脂肪酸の摂取量が少ないから問題ない」という食品安全委員会の報告がなされた、2012年よりも前から行われた追跡調査の研究結果です。「少ないから問題ない」ことはないのは一目瞭然です。

〝人を殺す油〟のトランス脂肪酸のことを、人ごとではなく自分のこととして、子どもたちはもちろん私たち大人の皆さんにも、もっともっと注意してほしいと思います。

加工肉（Neurology. 2020）

フランスの研究チームが、認知症患者200名と認知症ではない400名を12年間追跡調査した結果です。そこでは、認知症患者はハムやソーセージ、塩漬け肉、パテなどの加工肉が食事の中心になっているという、特徴的な食生活を送っていることが示されています。これはフランス南西部の典型的な食事であることにも言及されています。

山田知世の補足ポイント

加工肉の健康問題も枚挙にいとまがありませんが、認知症を防ぐ上でも極力避けるべきものであることがよく分かります。こうした加工肉をよく食べる食習慣では、アルコールや甘い菓子類との組み合わせもよくみられるとのことで、これらが全体的に認知症のリスクを高めている可能性を指摘しています。皆さんも心当たりはありませんか……？

ビタミンD欠乏（Am J Clin Nutr. 2022）

これは、オーストラリア・エチオピア・イギリスの共同研究です。イギリスの42万名以上のデータを解析したところ、ビタミンD欠乏が認知症のリスク増に関連していました。血中濃度が25nmol／L未満の人で最も強固な関連性がみられ、50〜75・9nmol／Lの人に比べて、リスクが1・79倍になっていました。

この研究では、ビタミンDの血中濃度を正常範囲内に高めれば、認知症の最大17％が回避できた可能性があることも示されています。

山田知世の補足ポイント

ビタミンDのサプリメントが認知症を防ぐなら、ビタミンD欠乏が認知症のリスクを高めるのは、ある意味では当然のように思えます。しかし、なんと日本人の98％がビタミンD不足だという最近の研究結果（J Nutr. 2023）を知れば、決して人ごとではなくなってきませんか？

適度な日光浴や、青魚やきのこ類などビタミンDの豊富な食べ物に合わせて、私たち現代人はビタミンDのサプリメントがもはや必須アイテムになっていると言えます。

😖 睡眠薬や抗不安薬（BMJ. 2012）

フランスの研究チームが1000名を対象に15年間の追跡調査を行った結果、向精神薬のベンゾジアゼピンの新規使用で認知症のリスクが1・6倍になっていました。また、ベンゾジアゼピンを過去に使用したことがある人では、使用したことがない人に比べて認知症のリスクが1・55倍に増加していたことも分かっています。

山田知世の補足ポイント

いわゆるベンゾ系の薬は、抗不安薬や睡眠導入剤（睡眠薬）、抗てんかん薬などとして広く用いられています。GABAという神経伝達物質の作用を強めることで、リラックスさせたり睡眠を促したりする効果が期待されていますが、その一方で重篤な副作用もよく知られていて、今回の認知症のリスクもそのひとつです。

そもそも、脳の神経伝達を強引に操作するなんて、冷静に考えればとても恐ろしいことですよね！　さまざまな医薬品の中でも、向精神薬は安易に摂取すべきでない種類の代表格です。薬に頼るのではなく、「認知症のリスクを下げる要素」をひとつでも多く実践しましょう。

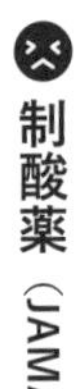

制酸薬（JAMA Neurol. 2016）

これはドイツの研究結果です。75歳以上の入院患者と外来患者7万3000名を調査したところ、プロトンポンプ阻害薬（PPI）を定期的に服用している人は服用していないに比べて、認知症のリスクが44％高かったことが分かっています。

山田知世の補足ポイント

糖尿病のリスク要因にも登場したPPI。消化器潰瘍や逆流性食道炎の治療薬としておなじみですが、認知症のリスクを高めることを知れば、安易に服用したいとは思わなくなるはずです。「クスリはリスク」とよく言われるように、身近な薬ほど、必ず見舞われる副作用のリスクを絶対に見過ごさないようにしましょう。定期的に薬を飲んでいるという人は、その薬が本当に必要なものかどうか、あらためて見直してみてください。

便秘薬の常用（Neurology. 2023）

中国・香港・イギリスの共同研究チームが、イギリスに登録されている50万名分のデータベースを用いて分析した結果です。それによると、便秘薬（下剤）をほぼ毎日使用する人は、定期的には使用しない人に比べて、認知症のリスクが51％高まっていました。

また、1種類の下剤の常用では28%のリスク増だったのに対し、2種類以上では9割増に達していました。

山田知世の補足ポイント

ひとくちに下剤（瀉下薬）といってもさまざまな種類があり、▽腸内の水分量を増やすもの、▽小腸の細胞に作用するもの、▽肝臓から小腸に分泌される胆汁酸の働きを利用したもの、▽大腸の神経を刺激するもの……などに分けられます。それぞれ、下剤の成分や作用する仕組みが異なるので、何がどのように認知症のリスクを高めているのかは分かりません。

しかし、2種類以上の併用でリスクが9割増というのは、なんとも恐ろしい結果です。日本でも、2種類以上を組み合わせて使っているという人も少なくないはず。「9つのメソッド」（110ページ）を実践すれば便秘と無縁になり、認知症も防げるはずです！

交通騒音／都市騒音（BMJ. 2021 ｜ Alzheimers Dement. 2021）

1つ目はデンマークの研究。デンマーク在住の60歳以上の200万名を対象に調査を行ったところ、道路の交通騒音と鉄道の騒音の両方がアルツハイマー型認知症のリスクを高めていました。そこでは、55デシベルの道路の交通騒音にさらされた場合は40デシベル未満の場合に比べて、最大

27％、50デシベルの鉄道騒音にさらされた場合は最大24％のリスク増がみられたことが分かっています。

この研究では、認知症の症例８４００件のうち、１２００件が騒音に起因する可能性があると推定されています。

２つ目はアメリカの研究結果です。65歳以上の５２００名を対象に調査を行った結果、日中に自宅近くで10デシベル以上の騒音にさらされている人では、軽度認知障害の発症率が36％、アルツハイマー型認知症の発症率が30％、それぞれ高まっていました。

山田知世の補足ポイント

都市部の人工騒音が私たちの健康にどれだけ悪影響を及ぼすかについては、父の著書『脳に効く！「聞こえない音」と「見えない光」』（共栄書房）でもお伝えしています。逆に、「聞こえない音」（超高周波音）を含む自然環境音が認知症患者の症状を緩和することが確かめられています（World Congress of Neurology. 2017）。周囲の騒音をコントロールするのはなかなか難しいことですが、それならば、第２章でもお伝えした「細胞が喜ぶ音」を積極的にとり入れて、少しでも音環境を改善したいですね。

認知症の対策に特におすすめのサプリメント

▽**総合ミネラルビタミン**……アミロイドβやリン酸化タウタンパクの異常蓄積を防ぎ、脳の神経伝達をスムーズに保つためにはあらゆるミネラルやビタミンが不可欠

▽**マグネシウム**……健脳ミネラルの代表格。カルシウムの悪影響（異所性石灰化）を防ぐのにも役立つ

▽**オメガ3脂肪酸**……脳の健康といえばオメガ3脂肪酸。神経伝達をスムーズに保つだけでなく、脳容積の減少も防いでくれる

▽**ビタミンC**……脳の老化を防ぐためにも抗酸化対策は欠かせない

▽**ビタミンD**……アミロイドβやリン酸化タウタンパクの異常蓄積を防ぐ

発達障害――どんな種類でも「9つのメソッド」をフル活用

注意欠陥多動性障害（ＡＤＨＤ）や自閉症、アスペルガー症候群など、発達障害にはさまざまな分類がありますが、全身の細胞の環境を整えさえすれば、どのような発達障害でも幅広くサポートできます。「9つのメソッド」（110ページ）は万能です！

発達障害のリスクを下げる要素

☺ 地中海食（Pediatrics. 2017）

青少年１２０名を対象としたスペインの研究で、伝統的な地中海食の実践度合いが低いことが、ＡＤＨＤの診断率を7倍以上に高めていました。また、パスタや米、野菜、果物の摂取頻度が低いことや、ファストフード店で食事をする頻度が高いこと、砂糖やキャンディー、コーラなどの摂取量が多いこと、脂の乗った魚の摂取量が少ないことも、それぞれＡＤＨＤの診断率の増加に関連していたことが分かっています。

山田知世の補足ポイント

またまた登場した地中海食。ここでは「伝統的な」というのが重要なポイントだと思います。一般に和食はヘルシーだと思われがちですが、現代版の和食はもはや和食とは言いがたいようなメニューや調理法も少なくないので、残念ながら健康的な食事として推奨できるものではありません……。おそらく地中海食も同じような傾向なのではないかと推測されます。

この研究では、食事内容が不健康だからＡＤＨＤになっているのか、ＡＤＨＤだから食事内容が不健康になるのかという因果関係までは示されていませんが、いずれにせよ、子どもも含めて家族みんなで「究極の食事」（48ページ）を常に心がけるようにしましょう。

☺ **野菜や果物**（Nutr Neurosci. 2023）

これはアメリカの研究結果です。ＡＤＨＤや情動調節障害（本人の感情とは関係なく喜怒哀楽が発作的に表れる状態）のある子ども１３０名の食事内容を分析したところ、野菜の総摂取量と果物の総摂取量が多いほど、子どもに不注意が少ないという関連性がみられました。

山田知世の補足ポイント

先ほどもお伝えしたように、何らかの発達障害のせいで偏食傾向がみられる場合も多く、食事の改善はなかなか難しいと思います。そんな場合は、まず「サペレメソッド」に取り組んでみてはいかがでしょうか？　20年ほど前から北欧を中心に普及し始めた考え方で、見る（視覚）・さわる（触覚）・においをかぐ（嗅覚）・食べる（味覚）・食べたときの音を聞く（聴覚）……という五感をフル活用しながら野菜や果物と向き合い、子どもたちに少しずつ好きになっていってもらうという方法です。収穫や田植えなどの農業体験もおすすめします！

☺ 総合ミネラルビタミン（J Child Psychol Psychiatry. 2018 ｜ Br J Psychiatry. 2014）

ニュージーランドの同じ研究チームによる２つの研究です。

１つ目では子ども90名を対象に、総合ミネラルビタミンのサプリメントもしくはプラセボ（偽薬）のいずれかを10週間摂取してもらいました。その結果、精神疾患の評価に関して、サプリメント摂取群では47％が改善したのに対し、プラセボ摂取群では28％にとどまりました。不注意症状や感情の調整、攻撃性、全般的な機能においても、サプリメント摂取群ではそれぞれ大きな改善がみられたことが分かっています。

２つ目では、ＡＤＨＤの大人80名を対象に８週間、同様の研究を行った結果、サプリメント摂取群はプラセボ摂取群に比べて、不注意と多動性／衝動性の両方に大きな改善が報告されました。

山田知世の補足ポイント

発達障害は子ども特有のもの（大人になれば治るもの）と思われがちですが、最近では「大人の発達障害」の存在もかなり知られるようになってきています。その点で、総合ミネラルビタミンの摂取が大人にも子どもにも役立つというのは、とても心強い研究結果だと思います。同時に、思考や感情をつくり出し、適切にコントロールする上でも、ミネラルやビタミンがいかに重要かということがあらためて伝わってきます。

☺ **運動**（**J Abnorm Child Psychol. 2015**）

アメリカの研究チームは、幼稚園児２００名のうち半数に、通園前の30分間の有酸素運動を12週間続けてもらいました。残りの半数には、座ったままで行う幼稚園の室内活動に参加してもらいました。

その結果、運動を行っていた園児では座ったままの園児に比べて、注意力や機嫌に大幅な改善がみられました。運動によるこれらの効果は、ＡＤＨＤの有無に関係なくすべての園児にみられたことも分かっています。

山田知世の補足ポイント

体を動かすことの健脳効果もあなどれませんね！　とはいえ、この研究のように、通園前に30分間の運動を行うというのは、毎朝のバタバタの中ではちょっと現実的ではないかもしれません……。せめて、できるだけ外で遊ばせるなど、体を動かす時間を増やすようにしましょう。

☺ 自然とのふれあい（PLoS One. 2018）

香港とニュージーランドの研究チームが、2～5歳の子どもがいる家族500組弱に聞き取り調査を行ったところ、子どもが密接に自然とふれあっていると観察された場合、子どもの精神的苦痛や多動、行動や感情の問題が少なかったほか、向社会的行動（他人を思いやる行動）が向上していました。また、自然への責任感が強い子どもほど、仲間内の問題も少なかったとのことです。

山田知世の補足ポイント

自然とのふれあい、しかも保護者からの申告というのはかなり抽象的な要素のようにも映りますが、聞き取り内容を見ると、▽自然の音を聞くのが好き、▽自然の草花を見るのが好き、▽庭や植物が好き、▽石や貝殻を集めるのが好き、▽動物や植物に触れるのが好き……といったように、保護者が子どもたちの様子を振り返りやすいような項目が並んでいます。

研究チームは、大人側が「自然は汚くて危険」という姿勢でいると、それがそのまま子どもの態度にも反映されると述べていて、なかなか鋭い指摘だと思います。

☺ 音楽療法（BMC Complement Med Ther. 2023）

これは韓国の研究結果です。ＡＤＨＤの診断を受けた青少年60名が、音楽療法を受けるグループと受けないグループに分けられました。音楽療法は、能動的なもの（ピアノや打楽器の即興演奏）と受動的なもの（音楽鑑賞）の両方を50分間、週２回、３か月にわたって行われました。

その結果、音楽療法群ではセロトニンの血中濃度が有意に増加したほか、コルチゾール（ストレスホルモン）も有意に低下していました。うつやストレスに関する評価でもポジティブな変化がみられたことが示されています。

山田知世の補足ポイント

うつ病対策にも登場した音楽。ここでは、即興で楽器を演奏するのも、音楽を聞くのも、どちらも「脳に効く」というのが興味深いところです。私の父がよく、「音楽のない人生は基本的に過ちである」というニーチェの言葉を引用するのですが、自然とのふれあいと同じくらい、音楽とのふれあいという要素も、子どもたちの健やかな成長には欠かせないことをつくづく実感します。

発達障害のリスクを上げる要素

オメガ3脂肪酸の不足（Biol Psychiatry. 2014）

アメリカの研究チームがラットを用いて行った研究結果です。そこでは、成人期のラットと青年期のラットにオメガ3脂肪酸が欠乏した餌を与え、それぞれの行動パターンを調査しました。その結果、身体面の健康についてはは全般に良好であるように思われましたが、青年期のラットでは行動面の問題がみられ、これは第2世代のラットでより顕著であったことが示されました。全体的には、青年期のラットは不安や多動の傾向が強く、学習に時間がかかり、問題解決能力が低かったとのことです。

山田知世の補足ポイント

この研究は、現代人の食事情を再現したものです。今の10代の若者たちの両親は、1960～1970年代に生まれていて、この時期は、コーン油や大豆油など、オメガ3脂肪酸が少ない植物油が普及し、家畜の餌が牧草（高オメガ3脂肪酸）から穀物（高オメガ6脂肪酸）へと変わっていった時代です。こうした低オメガ3脂肪酸の食生活が次世代にも悪影響を及ぼすこと、特に若年世代は悪影響を受けやすいことを、ラットたちが身をもって教えてくれています。

砂糖の過剰摂取（Front Neurosci. 2021）

これはマウスを用いたオーストラリアの研究です。砂糖を長期的に過剰摂取させたマウスでは、目新しいものに過剰に反応したり、エピソード記憶と空間記憶の両方に変異がみられたりするなど、人間のＡＤＨＤと似たような症状を示しました。

山田知世の補足ポイント

こちらも現代社会を反映した研究結果です。世界保健機関（ＷＨＯ）は砂糖の1日摂取量を25g未満にすることを推奨していますが、欧米諸国では1日１００gにも達するようです。ちなみに日本人の平均も1日50gくらいだといわれていますので、やはりとりすぎです。しかも、ここには人工果糖や人工甘味料は含まれていません。食生活から甘み全般をできるだけ減らすよう、常に意識しましょう。

人工果糖の高摂取（Evol Hum Behav. 2021）

アメリカの研究チームが、人工果糖による行動面への悪影響を指摘しています。それによると、過剰な人工果糖が細胞内のエネルギー物質（ＡＴＰ）の量を低下させることで、飢餓時に起こるのと同様の危険行動や衝動性、攻撃性などを刺激し、ＡＤＨＤや双極性障害などを引き起こす恐れがあるとのことです。

山田知世の補足ポイント

やはり、砂糖と同じように人工果糖のとりすぎも思考や感情に悪影響を及ぼすことがよく分かります。第2章でもお伝えしたように、ありとあらゆる加工食品に人工果糖が利用されていて、それは甘みを特に感じないようなものもしかりです。こうして気づかないうちに果糖まみれの食生活になっている可能性もあります。加工食品を選ぶ際にはパッケージの原材料表示をじっくり確認するのを習慣にしてください。

腸内フローラの異常とリーキーガット（J Child Psychol Psychiatry. 2023）

これは台湾の研究チームによるものです。ＡＤＨＤの子ども35名とＡＤＨＤではない子ども35名の腸内フローラを比較したところ、ＡＤＨＤの子どもでは特定の種類の微生物が多く、別の種類の微生物が少ないという、腸内フローラの異常（ディスバイオーシス）がみられました。

また、ＡＤＨＤの子どもの腸にはカンジダ菌が多く、これが腸壁細胞の透過性を高めて「リーキーガット」を生じている可能性も報告されています。

山田知世の補足ポイント

リーキーガット（leaky gut）は、有害物質や病原菌などが腸から侵入しやすくなっているという考え方で、以前から自閉症などとの関連性も指摘されていました。発達障害のある子どもでは腸内フローラの異常がみられることもよく知られています。

第2章でもお伝えした「腸内細菌のために食べる」こと（45ページ参照）を、お子さんも一緒に家族みんなで実践しましょう！

入眠時刻が遅い（JAMA Netw Open. 2022）

日本の研究チームが、8～9歳の子ども800名を対象に分析した結果、入眠時刻が遅くなるほど多動・衝動性症状や不注意症状の度合いが高まることが示されています。1日の睡眠時間や入眠までの所要時間にはこのような関連性がみられなかったほか、ADHDの遺伝的リスクが低い子どもほど、入眠時刻の遅さがこれらの症状を強めていました。

山田知世の補足ポイント

この研究では、午後10時までに寝ていたら「早寝」、午後10時以降であれば「遅寝」としています。小学生は、低学年でも高学年でも、平均すると9時半～10時に寝ているとされていますが、実際には10時を過ぎてから寝ている子どももかなり多いようです。

早寝早起きが心身の健康によいのは大人も子どもも同じ。思い当たる節があるなら、今晩から家族みんなで早寝早起きに切り替えましょう！

農薬（BMJ. 2019）

これはアメリカの研究結果です。自閉症スペクトラム障害（ＡＳＤ）の診断を受けた子ども２９００名を対象に、居住地域の農薬散布状況を分析したところ、胎児期にグリホサートなどの農薬にさらされていると、ＡＳＤの発症リスクが高まっていました。一部の農薬では知的障害を伴うＡＳＤのリスクをさらに高めていたほか、生後1年以内にさらされた場合でも同様の傾向がみられたことが分かっています。

山田知世の補足ポイント

農薬と発達障害の関連性も以前から指摘されています。グリホサートは日本では使われていませんが、日本に輸入された小麦や小麦粉、パンや麺類などの小麦粉製品からは、頻繁に検出されています（日本に出回っている小麦粉の約9割が輸入品です）。散布された農薬を吸い込んでしまうリスクに加えて、残留農薬を食べ物から取り込んでしまうリスクも常にはらんでいます。

しかも、世界全体ではグリホサートの使用や輸入を禁止する方向に進んでいるにもかかわらず、なんと日本は多くの輸入農作物でグリホサートの残留基準値が緩和され、特に小麦は緩和前の6倍になっているのです！　輸入小麦がいかに農薬まみれかが分かるでしょう。

だからこそ、成長過程の子どもたちには特に、できる限り農薬の心配がない食事を提供するようにしてください。

発達障害の対策に特におすすめのサプリメント

▽**総合ミネラルビタミン**……偏食傾向があると不足しがちなあらゆるミネラルやビタミンを十分に補給する

▽**オメガ3脂肪酸**……健脳栄養素の筆頭。思考や感情をつくり出す脳細胞の膜をやわらかくする

▽**プロバイオティクス**……リーキーガットを防ぎ、脳への有害物質の侵入を阻止する。健全な腸脳相関を促進する

不妊——精子と卵子の環境をあらゆる方面から整える

精子も卵子も、れっきとしたひとつの細胞。つまり、あらゆる方面から精子や卵子の環境を整えさえすれば、妊娠や出産のトラブルも未然に防ぐことができます。不妊治療を検討する前に、カップルが自分たちの力でやれることがたくさんあるはずです！

不妊のリスクを下げる要素

☺ 地中海食／植物性主体食（Nutrients. 2022 ｜ Hum Reprod. 2018 ｜ Hum Reprod. 2017）

1つ目はオーストラリアの研究チームが、これまでに行われた研究の再検証を実施したものです。それによると、「地中海食」「北欧食」「沖縄食」に代表されるような植物性主体の食事が、炎症を抑制することによって、受精能や人工授精の成功率を向上したり、妊娠率や生児出生率を高めたり、受精卵（胚）の質や産出を改善したりするとしています。

2つ目はギリシャの研究結果です。女性240名を対象に、過去6か月間の地中海食の実践度合いを調査したところ、スコアの最高値群の妊娠率は50％であったのに対し最低値群では29％、最高値群の生児出生率は48・8％に対し最低値群は26・6％になっていました。35歳未満の被験者に注目すると、地中海食スコアが5ポイント向上するごとに、妊娠成功率や生児出生率が約2・7倍になっていたことも分かっています。

最後もギリシャの研究です。不妊治療のクリニックに通うカップルのうち男性220名を対象に調査した結果、地中海食スコアの最高値群では、精子の濃度でWHOの基準を下回る割合が16・7%であったのに対し、最低値群では47・4%に達しました。総精子数が基準未満であった確率は、最高値群で22・7%に対し最低値群は55・3%、総運動率が基準未満であった確率は最高値群31・8%に対し最低値群65・8%、精子形態が基準未満であった確率は28・8%に対し50%になっていました。

山田知世の補足ポイント

植物性主体の健康的な食事が、男女双方の不妊のリスクを下げることがよく分かります。脂質の過酸化を抑え、活性酸素を減らし、炎症性物質の生成を制御する。これらを中心に、さまざまな健康効果が総合的に妊娠をサポートしているわけです。

最初の研究では沖縄の食事に注目されているのも嬉しいですね！　論文では、沖縄の食事の特徴として「野菜や果物、大豆製品（豆腐や味噌など）、穀物を頻繁に食べ、魚や肉、アルコールは適度に抑え、乳製品や精製炭水化物食品はほとんどとらず、精製加工食品はとらない」としています。ただしこれらは、あくまでも伝統的な沖縄の食事内容だということに注意する必要があります。「究極の食事」（48ページ）を再確認しましょう！

😊 魚介類の豊富な食事（J Clin Endocrinol Metab. 2018）

アメリカの研究チームが500組のカップルを対象に1年間の追跡を行った結果、週2回超で魚介類を摂取するカップルでは1年以内の妊娠率が92％であったのに対し、魚介類をあまり食べないカップルでは79％にとどまったことが分かっています。

研究チームは魚介類と早期妊娠の関連性について、精液の質や排卵、受精卵の質に対する影響などが考えられうると説明しています。

山田知世の補足ポイント

こちらも男女両方に魚介類が役立つという研究結果です。オメガ3脂肪酸を筆頭に、魚介類ならではのさまざまな栄養素が貢献しているものと考えられます。

アメリカでは、水銀のリスクが知られるようになってから魚介類の摂取量が減少し、この傾向は妊婦で特に顕著になっているそうです。とはいえ、海洋汚染の問題は水銀だけにとどまりません。さまざまな汚染リスクを最小限にしながら、魚介類の恩恵を受けるためにも、小型の天然の青魚（いわし、あじ、さばなど）を適度に食べるようにしたいですね。

不妊

☺ 大豆（J Clin Endocrinol Metab. 2016）

これもアメリカの研究結果です。体外受精を1回以上試みた、18～45歳の女性230名が対象となり、大豆の摂取状況とビスフェノールA（BPA）の尿中濃度がそれぞれ調べられました。

その結果、大豆製品を食べない人では高大豆食の人に比べて、BPA濃度が高い人の胚着床率、超音波で確認できるほど胎児が成長するまでの妊娠への到達率、正常出産の確率が、それぞれ低いことが分かりました。対照的に、大豆を日常的に食べていた人では、BPAの尿中濃度が体外受精の成功率に影響を及ぼしていませんでした。

山田知世の補足ポイント

大豆がBPAの内分泌かく乱作用を阻止することで、妊娠の成功に貢献しているという、興味深い研究結果だと思います。おそらく大豆に含まれる植物性エストロゲンが主役なのだと考えられますが、同時に、BPAがいかに不妊の問題と深くかかわっているかも伝わってきます。

☺ 魚油のサプリメント（JAMA Netw Open. 2020）

デンマークとアメリカの研究チームは、18～19歳の男性1600名のデータを調査した結果、過去3か月間に魚油のサプリメントを摂取していた人では精液の量や精子数が多く、精巣が大きかったほか、精子の運動性や形状も良好で、生殖能力に寄与する各種ホルモンの血中濃度のバランスも優れていました。

山田知世の補足ポイント

論文でも言及されていましたが、精子が成熟するにつれて、精子の細胞膜を構成するオメガ3脂肪酸の割合が増加します。受精のプロセスで膜の柔軟性や流動性が非常に重要な役割を果たすからです。これはもちろん卵子にもまったく同じことが言えます。

ここでは第2章でもご紹介した、魚油よりも少量で魚油よりも効果が期待できるという、クリルオイル（オキアミの油）がおすすめです（57ページ参照）。カップルで一緒にクリルオイルのサプリメントをとるようにしましょう！

☺ DHA（Biol Reprod. 2011）

マウスを用いたアメリカの研究です。通常の精子には先体と呼ばれる先の尖った構造があり、精子が卵子の中に入り込むために必要なさまざまな酵素を格納していますが、この研究では、ＤＨＡが先体の構成要素を融合させ、卵子に入り込むのに不可欠であることを初めて示しています。ＤＨＡを合成できなくしたマウスでは精子の先体の構造が形成されず、不妊の傾向がみられたことも報告されています。

山田知世の補足ポイント

先ほどの魚油サプリメントの意義をさらに詳しく解明したような研究結果です。まさに「DHAがないと受精できない」という衝撃の事実、ダイレクトな関連性が伝わってきますね！

良質な亜麻仁油などからα-リノレン酸をとりつつ「究極の食事」を実践していれば、体内でスムーズにDHAへと変換されると考えられますが、この変換率はあまり高くないともいわれています。妊娠を望むカップルは特に、天然の小魚を適度に食べたり、クリルオイルのサプリメントも併用したりしながら、DHAを不足させないようにしてください。

☺ビタミンC・E・亜鉛・葉酸（Fertil Steril. 2012）

これもアメリカの研究結果です。22～80歳（平均年齢44歳）の健康な男性80名を対象に精子のDNAを分析したところ、ビタミンCを最も多く摂取した44歳以上の人では、最も少ない44歳以上の人に比べて、精子のDNA損傷が2割少ないことを発見しました。このことは、ビタミンEや亜鉛、葉酸でも同様の傾向がみられたとのことです。

山田知世の補足ポイント

晩婚化が進む昨今、非常に注目すべき研究結果だと思います。抗酸化や細胞分裂に関連する栄養素が、精子の健康に特に重要だということが伝わってきます。ちなみにこの研究では、こうした微量栄養素の多くでアメリカの栄養所要量をはるかに下回っている被験者が目立ったことも報告されています。

これは日本でも同様の傾向が推測されます。やはり、健康的な食事に合わせて良質な総合ミネラルビタミンなどのサプリメントもフル活用したいですね！

☺ **亜鉛**（**Nat Chem Biol. 2010**）

マウスを用いたアメリカの研究です。そこでは、受精前の完全な成熟のために卵子が亜鉛を要求するようになり、通常の1・5倍の亜鉛を取り込むことを発見しています。卵子に存在する亜鉛の量は、ほかのミネラルと比べてもはるかに多く、卵子の成熟プロセスで濃度が大幅に変化する、唯一のミネラルであったことも分かっています。

山田知世の補足ポイント

さすが、亜鉛が「セックスミネラル」といわれるだけのことはあります！　前立腺や精液中に亜鉛が多いことは有名ですが、卵子の成熟にもいつもより多くの亜鉛が必要になると知れば、今すぐにでもカップルで亜鉛をしっかりとりたくなるのではないでしょうか？

亜鉛の豊富な食べ物といえば牡蠣が有名ですが、玄米や大豆、種実類などの植物性食品も、亜鉛の摂取源として頼りになる存在です。亜鉛のサプリメントもフル活用してみてください。

☺ セレン（Metallomics. 2015）

これはオーストラリアの研究結果です。まず、牛の卵巣を用いて調査したところ、卵胞（卵子を取り囲む構造）の発達の後期段階において、セレンは一貫して、一定の大きさの健康な卵胞に集中して存在することが分かりました。

研究チームは次に、体外受精を行っている女性30名を対象に調査を続けました。その結果、妊娠に成功した卵胞では、セレンを必要とする抗酸化酵素の遺伝子発現が有意に高かったことが示されています。

山田知世の補足ポイント

セレンも、亜鉛と同じくらい生殖系と深く関連しているミネラルです。どちらかといえば男性側（精子の健康）との関連性がよく知られているように思いますが、女性側にも非常に重要であり、やはりポイントは「抗酸化」だということがよく分かります。

セレンは魚介類が主な摂取源なので、魚を食べない人は不足しがちです。亜鉛と同様、セレンのサプリメントも大いに利用しましょう。

☺ウォーキング（Hum Reprod. 2018）

アメリカの研究チームが、流産経験のある女性1200名を調査した結果、過体重や肥満の女性では、1回あたり10分以上のウォーキングが受胎確率の改善に関連していました。また、被験者全体では、高強度の活動を週に4時間超で行うと報告した人は、まったく行わない人に比べて、妊娠率が有意に高かったことも分かっています。

山田知世の補足ポイント

不妊対策にも生活習慣が重要。特に運動は、ストレスや不安の軽減、血流促進などを通じて生殖系の健康に貢献していると考えられます。もちろん、男性側にも大いに役立つはずです。つらい経験をしたカップルほど、毎日の生活に運動習慣をとり入れて、ぜひとも元気な赤ちゃんを産んでいただきたいと思います。

不妊のリスクを上げる要素

加工肉（Fertil Steril. 2015）

アメリカの研究チームが、女性パートナーが不妊治療中の男性140名を対象に調査を行ったところ、男性側の加工肉の摂取量が最も少ないグループの体外受精での受精率は82％であったのに対し、最も多いグループでは54％にまで低下していました。

山田知世の補足ポイント

またもや加工肉です。論文では、これまでの研究結果をふまえ、加工肉の摂取量が増えるほど精子の形状に異常がみられるようになるという因果関係を推測しています。

加工肉は、カップルの両方が避けるべき食品です。食べるなら原材料にこだわったもの（肉と調味料のみで添加物を使っていないなど）を厳選し、摂取量と摂取頻度をできるだけ少なくするように心がけましょう。

ファストフード（Hum Reprod. 2018）

これはオーストラリア・イギリス・ニュージーランドの共同研究です。初産の母親5500名を調査した結果、妊娠前にファストフードを週4回以上摂取していた人では、総じてファストフードを避けていた人に比べて、妊娠するまでの期間が約1か月長くなっていました。また、ファストフードをほとんどもしくはまったくとらない女性では不妊のリスクが8％だったのに対し、週に4回以上の女性では16％と、リスクが倍増していたことも分かっています。

山田知世の補足ポイント

ファストフードが体にいいと思っている人はさすがにいないと思いますが、論文では、被験者女性に過体重の人が多かったほか、大半が週2回以上ファストフードを食べていたことにも言及されています。妊娠を考えているのにファストフードを週2回も食べるなんて、私にはちょっと信じられませんが、ひょっとすると日本も大して変わらないのかもしれません……。

少なくとも、妊活中の皆さんはファストフードをとらないようにしてください。

精子のタウリン不足（FEBS J. 2018）

マウスを用いて行われた、日本とアメリカの研究です。そこでは、精巣内でつくられたタウリンが成熟中の精子に吸収され、子宮内での運動性維持に役立っていることが分かりました。このとき、精巣内でタウリンが十分につくられないと、精子はタウリン不足によって運動障害が起こり、結果として不妊を招くとのことです。

山田知世の補足ポイント

タウリンの大きな働きのひとつに「浸透圧の調節」があります。塩分濃度の高い海水の中でも生きられるように、海の生き物には総じてタウリンが豊富なのですが、このタウリンの働きが受精にも非常に重要だということがうかがい知れます。

私たち人間もタウリンを合成できますが、その量はあまり多くないといわれています。妊活の一環として、タウリンを不足させないようにすることも頭に入れておいてください。

炭酸飲料（Epidemiology. 2018）

アメリカとデンマークの研究チームが、米国とカナダ在住の女性3800名と男性パートナー1000名を対象に調査を実施しました。その結果、男女両方の加糖飲料の摂取は受胎率（月間の平均妊娠可能性）を2割低下させていました。1日1本以上の炭酸飲料を摂取していた女性では、受胎率が25％、男性では33％、それぞれ低下していたほか、エナジードリンクの摂取はさらに大幅な受精能低下に関連していたことも分かっています。

山田知世の補足ポイント

第2章でもお伝えしたように、清涼飲料水の問題も本当に深刻です。論文では、主にインスリン抵抗性（インスリンの効きが悪くなる）による酸化ストレスが精子の質や卵巣の機能を低下させているのではないかと推測しています。そしてやはり、エナジードリンクは曲者ですね！

若い世代がペットボトル飲料をがぶ飲みしている様子を見るたびに、何とも言えない気持ちになります。往々にして、ファストフードや菓子パン、スナック菓子などと一緒に飲まれているので、余計に気がかりです。妊娠を計画中の人たちも、清涼飲料水が妊娠によくないとはあまり認識していないかもしれません。今日から考えを改めましょう！

残留農薬（JAMA Intern Med. 2018）

アメリカの研究チームが、不妊治療中の女性３００名の食事評価を実施した結果です。そこでは、残留農薬が最も多い農産物を食べていた女性は最も少ない女性に比べて、妊娠率が18％、正常出産率が26％、それぞれ低かったことが分かっています。

また、残留農薬の多い果物や野菜1日1サービング分を残留農薬の少ないものに置き換えると、妊娠率が79％、正常出産率は88％、それぞれ増加したことも報告されています。

山田知世の補足ポイント

普段の食事を「完全無農薬」にするのは、なかなか現実的ではないと思います。せめて、主食（穀物）や豆類、青菜類など、1食で量を多くとるものや丸ごと食べるものに関しては、できる限り農薬の心配がないものを選びたいですね。また、旬のものを選ぶことも、残留農薬の影響を遠ざける上で大切なポイントです。

環境ホルモン（Sci Rep. 2019）

これはイギリスの研究結果です。イギリス人の男性から採取した精子を用いて実験を行った結果、環境汚染物質のフタル酸エステル（ＤＥＨＰ）とポリ塩化ビフェニル（ＰＣＢ）において、体内で検出されるのと同濃度で精子がさらされると、精子の運動性低下とＤＮＡ損傷の増加がみられました。

山田知世の補足ポイント

どちらも環境ホルモン（内分泌かく乱物質）の代表格です。しかも、ＤＥＨＰはカーペットや床材、内装、衣類、配線、おもちゃなどに利用されていますし、ＰＣＢは世界的に禁止されているものの、禁止後も環境中に残存していて、食品などから今も検出される物質です。

現代社会では、こうした環境ホルモンの影響をゼロにすることはもはや不可能です。定期的なミネラルファスティング（58ページ）でのデトックスを習慣にしましょう！

日焼け止め（Am J Epidemiol. 2014）

アメリカの研究チームが５００組のカップルを調査したところ、男性側で、日焼け止めの成分に含まれている２種類の化学物質の尿中濃度が高いと受胎率が低下していました。

山田知世の補足ポイント

「日焼け止めと不妊にどんな関係があるの!?」と思われたかもしれませんが、実はこれも環境ホルモンの影響です。日焼け止めのほか、化粧品やスキンケア製品、シャンプー、整髪料などの日用品にも幅広く含まれている紫外線吸収剤（ベンゾフェノン）には、内分泌かく乱作用が確認されています。この成分が尿から検出されるということは、皮膚から吸収されて体内で悪影響を及ぼし、不妊にもつながっているという事実を意味します。こうした日用品には十分に注意しましょう。

トリクロサン（J Family Reprod Health. 2022）

これは、ポーランドの研究チームが過去の複数の研究論文を再検証したものです。そこでは、抗菌成分のトリクロサンが男女両方に対し、生殖器系に悪影響を及ぼすことが示されています。いずれの場合も性ホルモンの働きを混乱させることで、卵巣や子宮内膜、乳房、前立腺などの機能に異常をもたらし、不妊のリスクを高めるほか、新生児の生殖機能を脅かすことも指摘されています。

山田知世の補足ポイント

トリクロサンは、類似の計19種類の抗菌成分とともに、アメリカでは２０１７年に一般用の抗菌石鹸としての販売が禁止されました。しかし日本では今でも、薬用石鹸や洗剤、うがい薬、歯磨きペースト、手指消毒剤、化粧品など、さまざまな日用品に利用されていて、私たちは日常的にさらされている可能性があります。

この研究でも指摘されているように、トリクロサンは体内のさまざまなホルモンの働きを阻害する環境ホルモンとしても知られています。そんなトリクロサンが男女両方の不妊のリスクを高めるとなれば、しかも生まれてくる赤ちゃんの生殖機能にまで悪影響を及ぼすのであれば、抗菌・除菌グッズの類はできる限り日常生活から遠ざけたいですね。

✕アルミニウム（Reprod Toxicol. 2014）

フランスとイギリスの研究チームによるものです。フランスの病院で男性患者60名の精液を分析した結果、精液中にアルミニウムの混入が確認されたほか、精子内にも存在していました。また、アルミニウム濃度が高いほど精子数が少ないことも発見しています。

乏精子症（精子の数が一般的な数値よりも少ない）の人ではそうでない人に比べて、アルミニウムが高濃度で検出されました。

山田知世の補足ポイント

有害金属といえば水銀や鉛、ヒ素などがよく知られていますが、アルミニウムもそのひとつです。精子数低下との因果関係は不明ながら、アルミニウムは身の回りのさまざまな生活用品に用いられています。鍋や炊飯器、フライパンなどの調理器具やアルミ缶のほか、みょうばんやベーキングパウダーなどの食品添加物、歯磨き粉、胃薬、ワクチンの免疫賦活剤といった、私たちの体内に直接入るものにも広く使われていることは、あまり知られていないかもしれません。

こういった多々あるアルミニウムの摂取源で、回避できるものはできるだけ取り込まないようにしましょう。また、普段から食物繊維の豊富な食事をしておけば、腸内でアルミニウムと結合し、便として排泄してくれます。

セリアック病 (J Reprod Med. 2011)

これはアメリカの研究結果です。不妊の女性患者190名を対象に調査を行ったところ、原因不明の不妊女性におけるセリアック病の診断率が有意に高いことが分かりました(5・9%)。

また、セリアック病の診断を受けた4名の患者にはグルテンフリー食に変えるようカウンセリングが行われましたが、4名全員が診断後1年以内に妊娠したことも報告されています。

山田知世の補足ポイント

骨折/骨粗鬆症対策でも登場したセリアック病(167ページ参照)。小麦粉などに含まれるグルテンが引き金となって腸にダメージを受け、全身にさまざまな悪影響を及ぼす病気ですが、不妊の問題にまで関連していることを、当事者のカップルはどのくらい認識しているでしょうか。セリアック病ではなくてもグルテンの悪影響を無意識のうちに受けている可能性は大いにあります。

主食はお米、できるだけ玄米ご飯にして、パンや麺類などの小麦粉製品の摂取頻度を少なくするように心がけましょう。

ストレス (Fertil Steril. 2014)

アメリカの研究チームが男性190名を対象に調査した結果、過去1年間にストレスの多い出来事を2回以上経験した人では、経験しなかった男性に比べて、運動性の高い精子や形態的に正常な精子の割合がそれぞれ低くなっていました。

山田知世の補足ポイント

この研究では、ストレスホルモンの濃度が高まると、精子の形成を担当する細胞の細胞死（アポトーシス）を誘発し、精子数を減少させる可能性が指摘されています。また、ストレスが酸化ダメージをもたらすことで、精子の質に悪影響を及ぼすことにも言及されています。

不妊に悩むカップルはそれ自体が大きなストレスになっていることでしょう。マグネシウムやビタミンCでストレスに負けない心と体をつくりつつ、運動習慣や趣味の時間などを通じてストレスとうまく付き合う工夫もしてみてください。

睡眠障害（Sleep. 2018）

これは台湾の研究結果です。睡眠障害の女性1万6000名とそうでない女性3万3000名のデータについて、平均5年にわたって調査を行いました。その結果、睡眠障害のある人では不妊の経験率が約3・7倍になっていました。

また、睡眠障害の女性では、高血圧や脂質異常症、肺や腎臓のトラブルのほか、月経周期の異常や甲状腺疾患、うつ、不安などの確率も高まっていたことが報告されています。

山田知世の補足ポイント

睡眠の大切さがあらためて実感できる研究結果だと思います。赤ちゃんができないというストレスが不眠を招き、そのせいで全身の健康状態が悪化し、さらに赤ちゃんができにくくなる……という悪循環に陥っている人も少なくないかもしれません。ストレス対策とともに、第2章の睡眠のポイント（100ページ）もあわせて実践してみてください。

体内時計のずれ（Cell Rep. 2015）

日本とアメリカの共同研究チームは、体内時計の概日リズムを制御できなくしたマウスでは、通常であれば妊娠・出産が可能な早期加齢期（ヒトの30代後半〜40代に相当）に、性周期の乱れや不妊がみられることを発見しました。

また、この世代の通常マウスを「社会的時差ボケ」の状態にすると、同じように性周期の乱れが起こったとのことです。

山田知世の補足ポイント

社会的時差ボケは、月曜日から金曜日の日中までは規則正しい生活を送っていても、金曜日に夜更かしし、土日は朝寝坊して月曜日を迎える……といったような、現代人あるあるの生活パターンのことです。海外旅行の時差ボケでなくても、こんな一週間を過ごすだけでも体内時計が乱れ、性周期にも異常をきたして不妊につながる恐れがあるということです。

高齢出産が一般的になっている現代社会だからこそ、休みの日も規則正しい生活をできるだけ続けるようにしましょう。

就寝時の騒音（Environ Pollut. 2017）

これは韓国の研究結果です。20万名以上の男性を対象に、医療保険データの分析を行った結果、夜間に55デシベルを超える騒音（郊外の交通騒音やエアコンの作動音など）にさらされた男性では、不妊の診断率が有意に高かったことが示されています。

山田知世の補足ポイント

騒音が睡眠の質を低下させたり、社会的時差ボケにつながったりするのは容易に想像できます。一方で、騒音をなくすというのもなかなか難しいところです。眠るときに耳栓を利用するなどして、できるだけ安眠できるような環境をつくるようにしてみてください。

サウナ（Hum Reprod. 2013）

これはイタリアの小規模研究で、男性10名にフィンランド式サウナを体験してもらいました。被験者は1日15分を週2回、3か月にわたってサウナを利用しました。

その結果、サウナ利用期間では研究開始時に比べて精子数が低下しており、サウナの利用をストップした3か月後でも正常値を下回ったままでした。しかし、6か月経過すると、精子数が正常値に回復したことが分かっています。

山田知世の補足ポイント

フィンランド式サウナは、ストーブで熱した石に水をかけて熱々の蒸気を発生させる、日本でも流行中の方法です。精巣は熱に弱いので、このような蒸気を浴び続けると精子にも影響が出てしまうのでしょう……。

とはいえ、この影響はあくまでも一時的なもののようですので、サウナをこよなく愛するサウナーの皆さんを全否定するつもりはありません！　妊活中はサ活を控える、くらいの認識でいかがでしょうか？　またサ活の際は、発汗で失いがちなマグネシウムの補給もお忘れなく！

不妊の対策に特におすすめのサプリメント

▽**総合ミネラルビタミン**……卵子や精子が正しくつくり出される上ではさまざまなミネラルやビタミンが不可欠

▽**オメガ3脂肪酸**……卵子や精子の細胞膜や小器官膜にも柔軟性や流動性が非常に重要。卵巣や精巣を構成する細胞もしかり

▽**亜鉛**……セックスミネラルといえば亜鉛。細胞分裂の要となる

▽**セレン**……亜鉛と同じくらい重要なミネラル。卵子や精子の抗酸化対策に欠かせない

▽**ビタミンC**……精子や卵子の酸化ダメージをできる限り抑える

私は、「りんどうオンラインクリニック」で外来を担当しています。同クリニックは婦人科や不妊外来を中心にオンラインでの診察や相談を受け付けていて、主に女性の不調や不妊を根本から解決するための食生活の改善や、栄養相談もできるドクターとして所属しています。また、健康トラブル全般に関する相談も、老若男女問わず受け付けています。

ここでは、「りんどうオンラインクリニック」代表の花森よし子さんをお迎えし、「妊活と予防医学」をテーマに特別対談をご紹介します。

【特別対談】~妊活と予防医学　発信を続ける私たちの「使命」~

＊＊＊

山田知世（以下「知世」）　よし子先生、このたびは私の本に登場していただき、本当にありがとうございます。どうぞよろしくお願いします！

花森よし子さん（以下「花森」）　こちらこそよろしくお願いします！　知世先生の記念すべき素晴らしい御本で対談のオファーを頂いて、本当に光栄に思っています。確か、私のＹｏｕＴｕｂｅチャンネルの動画収録で杏林予防医学研究所にお邪魔した際に、この特別対談のお話があって、す

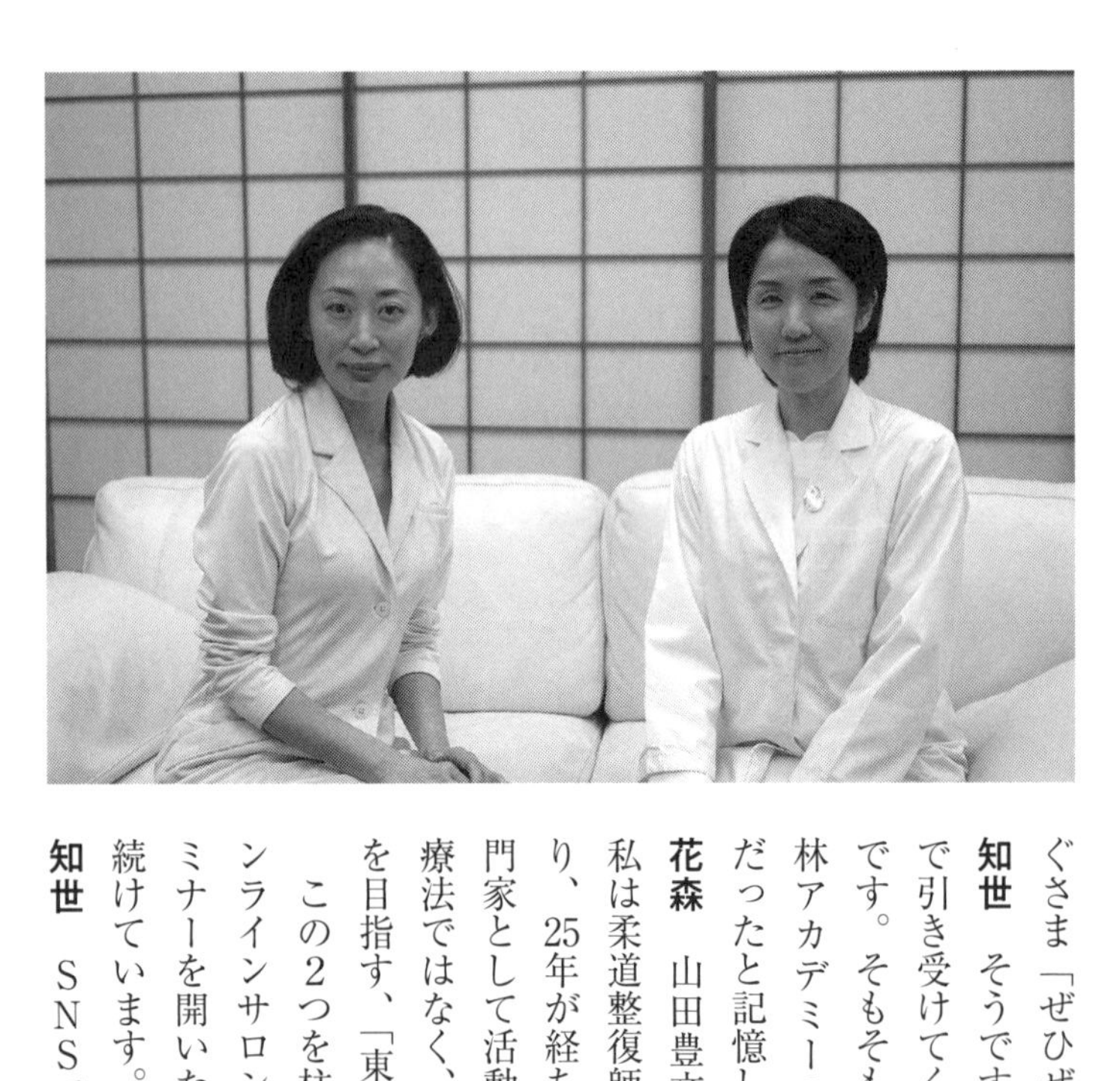

ぐさま「ぜひぜひ!」とお答えしたんでしたよね?
知世　そうです、そうです!　二つ返事どころか即答で引き受けてくださったので、私もとても嬉しかったです。そもそもですけど、よし子先生とのご縁は、杏林アカデミーの講座を受講してくださったのが最初だったと記憶しています。受講のきっかけは?
花森　山田豊文先生の本を読んだのがきっかけです。私は柔道整復師・鍼灸師の国家資格を持つ治療家になり、25年が経ちます。特に女性の不調や不妊相談の専門家として活動しています。活動の柱は、目先の対症療法ではなく、不調の根本要因に目を向けた体質改善を目指す、「東洋医学」と「漢方薬」です。
この2つを柱に、福岡で漢方薬店を展開したり、オンラインサロンとして相談を受けたり、全国各地でセミナーを開いたり、本を出したり、さまざまな活動を続けています。
知世　SNSでの情報発信も積極的に行われていま

すよね。コロナ禍までは対面を重視されていたものの、コロナ禍を境にSNSを始められて、これまでより若い方々からの相談が増えたと伺いました。

花森　そうなんですよ。それでさまざまな方と向き合っていると、20代でも赤ちゃんができないという人が本当に多い。今の日本は、カップルの5・5組に1組が不妊クリニックを受診する時代です。生まれてくる赤ちゃんの11・6人に1人が体外受精で授かった命。日本は不妊クリニックの数が世界一なんです。なのに体外受精の成功率が世界でワースト。体外受精での出生率はわずか14％ですよ！（日本産婦人科学会発表２０２１年実績）

知世　ということは、残り86％のカップルは、不妊治療を受けているのに赤ちゃんができないまま苦しんでいるわけですよね……。しかも、治療の費用は高額なのも有名です。２０２２年4月から不妊治療にも保険適用が始まっていますが、そもそもの不妊治療の内容が対症療法にすぎないので、保険適用以外にできることがあると、国にも気づいてほしいです。

花森　そうですよね。しかも適用される保険診療の回数に制限があるんですよね。40歳未満で一子あたり6回、41～43歳だと3回。44歳以上の人には適用されないとなると、出産年齢の高齢化が進んでいるのに、なかなかシビアな印象です。

その結果、不妊治療の個人負担額はどうしても高額になり、うちのお客様の中には、３００万円かけても、１０００万円かけても、赤ちゃんができないと相談してこられる方が珍しくありません。何かがおかしいと言わざるを得ないですよね……。

知世　現代人は、年齢に関係なく、妊娠するための力が落ちているように思います。精子の数は世界的に減少しているし、普段の食生活に問題を抱えている人がとても多い。加工食品やジャンクフード、食品添加物とか。みんな無頓着すぎます。

不妊に悩むカップルは、それ以外の健康状態も総じて悪いですよね。冷えや生理痛、生理不順、便秘や下痢、腰痛や肩こり。不安やイライラなどのメンタル面もしかり。そもそもが心も体も不健康だから妊娠できないんだよと、カップルの両方が健康だからこそ、健康な赤ちゃんが産めるんだよということに、肝心の本人たちにもっと気づいてほしいです。

花森　まさにおっしゃるとおり。そんな時に山田豊文先生の本に出会って、「これだ！」って思ったわけです。細胞から元気になる。細胞環境デザイン学。中でもやっぱり食べ物や栄養が基本だよね、そこがしっかりできてこその妊活だよねと。それでもっと学びを深めたいと思って、杏林アカデミーの中級講座、上級講座を修了して、認定講師の資格も取得させていただきました！

知世　よし子先生のような発信力のある方が、細胞環境デザイン学の考え方やノウハウを広めていってくださるのは、本当にありがたいことです。杏林アカデミーの認定医の方はもちろん、よし子先生のように資格試験を合格された医師以外の方々も、それぞれのフィールドで認定講師として全国各地で活躍してくださっています。

それに、よし子先生には、私が理事を務めるＪＡＬＮＩ（日本幼児いきいき育成協会）の活動にも興味を持ってくださって、ＪＡＬＮＩマスターの資格も取得していただきました。

花森　私自身も、不妊に悩んでいた当事者の一人です。おかげさまで、めでたく2人の子どもに恵まれましたが、20代のころ、なかなか赤ちゃんができない中で私が行き着いたのは、まずは授かるための体づくりが何よりも重要だということ。それ以降、私自身が実践した〝妊娠するための極意〟を、ＳＮＳや講演会などを通じて発信し続けています。杏林アカデミーとＪＡＬＮＩで学んでからは、さらにパワーアップしましたし、そこに〝子どもをいきいきと育てるための極意〟も加わりました。

知世　病気で苦しんだ経験がある人ほど、健康のありがたみが分かるといいますから、実体験に基づくよし子先生の言葉には説得力がありますよね。ＳＮＳではエネルギッシュでパッションのかたまりのようなよし子先生の姿が印象的ですが、フォロワーの皆さんからの反応はいかがですか？

花森　ありがたいことに、ＴｉｋＴｏｋは5万人、Ｉｎｓｔａｇｒａｍは6万人の方がフォローしてくださっています（２０２４年10月現在）。時には「医者でもないくせに！」と批判されたり誹謗中傷を受けたりすることもありますが、私はこの仕事を「使命」だと思いながらやっているので、気にせず突き進んでいます。

そんな中で、全国どこにいても、私が信頼している、皆さんに出会っていただきたい医師やカウンセラーに出会ってもらえる場所をつくりたいという思いで、「りんどうオンラインクリニック」をスタートしました。そして、オンライン外来の担当医として知世先生にもご協力を頂いておりまです。やっぱりこれからは、医師と私たち健康の専門家がタッグを組むことが、不必要な薬だけに頼らない不妊や不調の根本解決のポイントですし、知世先生の場合は栄養相談も受けていただける。しかも細胞環境デザイン学に基づく「ホンモノの栄養学」。とっても心強いです！

知世　そう言っていただけて、私も嬉しい限りです。オンライン外来は初めての経験で、対面とは違ってできることは限られるかもしれませんが、不妊外来を受診する方々には、とにかくご自身で赤ちゃんを抱いていただきたい！　という一心で向き合っています。

また、よし子先生にはYouTubeチャンネルでもたくさんお世話になっています。オンライン外来を受診していただく前に、皆さんに知っておいていただきたいさまざまな健康情報を、よし子先生と一緒にお届けしています。オンライン外来とともに、これからもよろしくお願いします！

花森　こちらこそ！　新しい動画もどんどんアップしていきましょうね！

オンラインクリニックも、YouTubeチャンネルも、妊活中以外の皆さんにも役立つシステムや内容になっていますので、一人でも多くの人に利用していただき、細胞から元気になってもらいたいです！

＊＊＊

花森よし子（はなもり・よしこ）
妊活漢方サロンりんどう、りんどうオンラインクリニック婦人科不妊外来代表
鍼灸師・柔道整復師。治療家歴25年の2児の母。修行先は福岡の堺整骨院グループで西洋と東洋の統合医療という環境下で学びを深める。
自身が不妊で悩み、他にはない稀少な漢方薬と杏林予防医学研究所の「細胞環境デザイン学」に出会った

ことが転機となり独立して漢方薬店を開設。どこに行っても授かれないご夫婦の妊活サポートで驚異的な出生率を実現している。

りんどうオンラインクリニックHP
https://www.rindoonlineclinic.com

よし子先生＊妊活りんどう（インスタグラム）
https://www.instagram.com/yoshiko_ninkatsu

【妊活専門家】よし子先生のママになる準備室（YouTubeチャンネル）
〈山田知世の出演動画〉

❶【徹底解説】スナック菓子が不妊や病気の原因に!? スナック菓子のトランス脂肪酸がヤバい！
https://www.youtube.com/watch?v=Bl54Khtxvxw

❷【女医と解説】妊娠したいならコンビニ弁当食べないで！
https://www.youtube.com/watch?v=Y10daTBnPlA

❸缶のお酒は要注意!? 不妊にならないお酒の飲み方
https://www.youtube.com/watch?v=MmUXhmlm698

❹【妊活中要注意】カップラーメンで不妊になる!?
https://www.youtube.com/watch?v=gb1F9WG2rkw

❺妊活中・妊娠中に絶対摂ってはいけない危険な食品添加物
https://www.youtube.com/watch?v=Cov-2PxSCOs

❻【妊娠するために一番大切な栄養素】マグネシウムについて
https://www.youtube.com/watch?v=IbKAvHLMAcw

第4章

皆さんからのご質問にお答えします！

杏林予防医学研究所や「りんどうオンラインクリニック」でのオンライン外来などを通じて、ご縁のあったたくさんの方々からいろいろな質問が寄せられます。ここではその中から厳選し、私なりの回答を皆さんに紹介したいと思います。

毎日の食事・栄養

Q 忙しくて食に手が回りません。「最低限×時短ご飯」を教えてください！

A 玄米ご飯と具だくさん味噌汁があれば十分。玄米ご飯は「特製オメガ3丼」（しらす・青ねぎ・刻み海苔・すりごま・亜麻仁油）にするのもお手軽かつヘルシーでおすすめ。味噌汁は冷蔵庫にある残り野菜をなんでも具材に。意外な野菜でも味噌汁に合います。これで、単なる汁物ではなく立派なおかずに変身しますよ！

Q 昼食をつくる時間がありません……。コンビニを利用するとしたら、知世先生は何を買いますか？

A 食品ラベルの原材料を見て、できるだけシンプルなものを。例えば、塩おにぎり、煮物や和え物などのお惣菜、豆腐（冷ややっこ）、フリーズドライの味噌汁など。弁当や丼ものなどは添加物だらけのものが多いので要注意。コンビニのお惣菜でも、吟味するとシンプルな材料でつくられているものも結構あるので、じっくり探してみてください。

Q 朝は食欲がなく、いつも手作りスムージーを飲んでいます。問題ないでしょうか？

A 手作りスムージーならミネラルやビタミンの摂取が期待できますね。しかしスムージーは、言ってみれば「流動食」のようなもの。材料に使われる野菜や果物は、どれも本来は噛まないと食べられないものばかりです。咀嚼（そしゃく）や嚥下（えんげ）の重要性を考えると、どれだけ材料にこだわったとしても、スムージーは頻繁に飲むべきものではありません。それに、食欲がないのに無理に朝食をとる必要はありません。これを機に、「朝ご飯をしっかり食べなければ！」という先入観も一度見直してみましょう。

Q 納豆の選び方を教えてください。スーパーで定番の「3パック納豆」がお買い得で家計も助かるのですが、やはり添加物などが問題でしょうか……？

A 「3パック納豆」でもいいと思います！　ただし、おっしゃるように添加物や甘味料が気になるので、備え付けのたれを使わず、ご家庭の醤油をかけて食べるようにしてください。あとは、3パック納豆でも、国産大豆が原料のものや、オーガニックの大豆を使ったものが比較的安価で売られています。これらはたれにもこだわっていることが多いので、買い物の際に一度チェックしてみてください。

Q 小麦粉の代わりに米粉を使ったお菓子やパンなら、安心して食べられますか？

A 確かに米粉を使ったもののほうが、こだわった商品が多い印象です。しかし残念ながら、無条件に安心とは言い切れません……。例えば、せっかくグルテンフリーの米粉を使っているのに、そこにわざわざグルテンを追加してパンを膨らませている場合もあるので、これでは本末転倒です。それに、マーガリンやショートニングなどトランス脂肪酸の高リスク油脂類を使っていたりするのも「粉ものあるある」です。市販品も手作りの場合も、粉以外の原材料にも細心の注意を払うようにしてください。

Q 毎日のコンビニコーヒーと職場でのインスタントコーヒーがやめられません。健康への影響はありますか？

A 第2章の「朝の過ごし方」でご紹介したとおり、コーヒーの是非については何とも言いがたい印象です（68ページ参照）。飲むとしても1日数杯程度にとどめたほうがいいのと、必ずブラックで飲むようにすることは意識してください。あとは、睡眠への影響を考えると午後5時以降は飲まないほうがいいとする研究結果もあります（J Clin Sleep Med. 2013）。参考にしてみてください。

Q 海藻をとり入れる場合、パックのまま手軽に食べられるもずくやめかぶでもいいですか？

A 海藻をとり入れようという心がけはすばらしいですね。ただ、パックのもずくやめかぶはあまりおすすめできません。第2章でご紹介した人工甘味料や人工果糖が使われている製品が大半なのと、最も注意すべき添加物の代表格であるソルビン酸（保存料）を使っている製品もあるからです。生や乾燥のものを買ってきて、自分でもずく酢やめかぶ酢をつくったり、ほかの料理に取り入れたりするのがベストですが、パックのものを食べるなら原材料ラベルをよく見て、これらの添加物が含まれていない、できるだけシンプルな原材料でつくられたものを選ぶようにしましょう。海藻なら焼き海苔（味付けしていないもの）やとろろ昆布（昆布とお酢だけでつくったもの）などもお手軽でおすすめです。

Q 豆乳やオーツミルク、アーモンドミルクは牛乳の代用になりますか？

A いわゆる植物性ミルクですね。結論としては、「牛乳よりはまし」くらいの認識でいてください。味付けされておらず添加物も入っていない、主原料のみのものを飲むようにしましょう。いずれにせよ、大豆やオーツ麦、アーモンドのもとの姿は植物の種、粒（つぶ）状です。液状ではありません。であれば、できるだけもとの姿のまま食べるようにしたいですね！

Q グルテンフリーの商品ならパスタを食べてもいいですか？

A グルテンフリーならいいと思います。最近では米粉やとうもろこし粉、こんにゃく粉、豆の粉など、グルテンフリーのさまざまなパスタを見かけるようになりました。とはいえ「粉食」（精製加工食品）には変わりなく、麺類のアレンジとして食べる程度にしてください。主食はあくまでも玄米ご飯を基本に！

Q 玄米にはヒ素が多いと聞きました。食べても大丈夫なんでしょうか……

A イネ科の植物はヒ素を吸収しやすい性質があるので、玄米ご飯を食べることで体内にヒ素を取り込んでしまう可能性があるのは事実です。一方で、ミネラルやビタミン、食物繊維、玄米にしか含まれない有用成分など、ヒ素のリスクをはるかに上回るメリットがあります。これらのメリットは、ヒ素の解毒・排出にも大いに役立ちます。

そもそも、すべての農作物は人間の食べ物である以前に「植物」です。植物の性質のすべてが人間に都合がよいわけではありません。こうしたことをふまえて、メリットとデメリットを天秤にかけると、私は玄米ご飯を主食にすることをおすすめします！

流行りの健康法

Q いま流行りの「サウナ」についてどう思われますか？ 不妊の原因になるって聞いたんですが、本当でしょうか……。

A 温冷の刺激で全身の細胞に適度なストレスを与えるという観点では理にかなっていると思います。人によっては過度のストレスになる恐れもありますので、極端な方法には気をつけてください。また、発汗でマグネシウムを失いやすいので必ず補給を。第3章の不妊対策でも紹介しましたが、男性の場合は、精巣の高温状態が続くと精子の運動性が一時的に低下するといわれています（261ページ参照）。妊活中は控えるようにしたほうがいいかもしれません。

Q 白湯（さゆ）をつくるときに電子レンジを使ってもいいですか？

A 絶対ダメ！とまでは言いませんが、できる限りキッチンでお湯を沸かしてほしいですね。自分用や家族用くらいの分量のお湯であればすぐに沸くはず。電気ケトルを使う場合は、プラスチック製ではなくガラス製やステンレス製のものを使うようにしてください。

Q 糖質オフダイエット（米をさつまいもに置き換えるなど）に効果はありますか？

A 米をさつまいもに置き換えることが、果たして「糖質オフ」になるのかどうかはさておき、安易な糖質制限は絶対にやめましょう！　最悪の場合は命にかかわります（PLoS One. 2013）。糖質は悪者ではなく、何からとるか（摂取源）がポイントです。日本人が長きにわたって主食にしてきたお米に、もっと敬意を払いましょう！　玄米ご飯は最高の糖質源ですし、自然とよく噛んで食べるので、適量で満足できます。しかも、白米のご飯に比べて1膳あたりの糖質量も少なくなります。玄米ご飯を食べているだけで、いろんな意味で理想的な糖質制限ができているんですよ！

Q ショートスリーパーを自称する人がいますが、真似しても問題ないでしょうか？

A 第2章でお伝えした、一日の中の「ゴールデンタイム」第1弾（早朝の時間）に続く第2弾、午後10時〜午前2時の4時間をしっかり眠ってさえいれば、睡眠時間の長さにそれほどこだわる必要はないと考えることもできます。実際、ナポレオンやエジソンなどは、1日3〜4時間の睡眠でも健康を保っていたというエピソードも有名です。真似しても問題ないかどうかは……ご自身の体で試してみてはいかがでしょうか？

Q 水を1日2リットル飲むと美容にいいと聞きました、本当でしょうか。

A 「9つのメソッド」の一角を担う「水」。美容は体の内側からも、といいますから、もちろん水を飲むこと自体は重要です。ただ、1日2リットルが適量かどうかは、その方の活動量にもよりますし、季節によっても違ってくるでしょう。また、特に水道水にはさまざまな有害物質が含まれています。水の質にもこだわるようにしてください。

現代人と健康

Q 子どものゲームやスマホ、テレビについてどうお考えですか？大人のスマホ依存についても教えてください。

A 「30分まで」「1時間まで」「夜○時以降はNG」など、家族の中でルールをつくりましょう。テレビを見ない日やゲームをしない日をつくるのも◎です。スマホ依存については「デジタルデトックス」を試してみてはいかがでしょうか？　毎週水曜日など、週1日はデトックスデーにして、大人はその日に断食も行いつつ、家族みんなでイベントのノリでやるのもおすすめです。緊急の用事が気になるなら「電話が鳴ったときだけ出る」などにしてみては？

Q 子どものクラブ活動でスポーツドリンクが奨励されていますが、どう思われますか？

A 第2章や第3章でもお伝えしたように、清涼飲料水を常飲するのはおすすめできません。それはスポーツドリンクもしかり。最近では原料にこだわったスポーツドリンクも売られているのでそれを利用するか、こだわりの水と塩と砂糖で、安全安心な自家製スポーツドリンクも簡単につくることができます。お子さんと一緒にぜひお試しを！

Q 筋トレ後のプロテイン摂取に効果はありますか？

A イギリスの研究では、プロテイン製品をトレーニング後に摂取しても筋肉の修復や筋肉痛の緩和にはほとんど役に立たなかったことが報告されています（J Hum Kinet. 2019）。むしろ、普段の食事のほうが影響が大きいだろうとしているくらいです。あとはプロテイン製品の質の問題です。乳タンパクを使ったものは論外として（第2章の「昼の過ごし方」77ページ参照）、大豆タンパクを使ったものでも大豆や大豆製品を食べるのとはまったく異なるので、正直おすすめできません……。人工甘味料が多用されているのも気になります。玄米甘酒をベースに、麻の実（ヘンプシード）の粉末・バナナ・豆乳をミキサーで混ぜた特製ドリンクをお試しください。お子さんのおやつやシニア世代の栄養補給、さらには夏バテ防止にも。

Q 夜勤の仕事をしています。昼頃に帰宅後、ストレスで爆食してすぐに眠ってしまいます。どんな過ごし方が理想でしょうか？

A 昼夜逆転の生活はただでさえ健康によくないのに、大量の食事をとってすぐに就寝というのは、睡眠の質もさらに心配ですね……。あくまでもセカンドベストの提案ですが、第2章でお伝えした「一日の過ごし方」をあなたの生活時間軸にあてはめて、できる限り実践しつつ、規則正しい生活リズムをつくってみてください。その上で、就寝前にはメラトニンのサプリメントを利用してみては？

夜勤の負担をあらゆる方面からサポートしてくれると思います。

Q 激務が続いているため、帰宅後は寝るまでに3時間しかありません。夕食にはどんなものを食べればいいでしょうか？

A いっそのこと「何も食べない」（夕食をとらない）というのがひとつの案です。朝食と昼食の、1日2食を試してみてください。きっと、今まで以上に調子がよくなるはずです。お腹がすいてどうしても何か食べたいなら、具だくさんの味噌汁やスープなどはいかがでしょうか？　量は少なめを心がけて。

Q **医者に高血圧を指摘されましたが、薄味では満足できず「減塩」と書かれた調味料を使うようにしています。問題ないでしょうか？**

A 添加物などの心配がないなら、それほど問題はないと思います。ただ、「究極の食事」（48ページ）を実践していれば高血圧も改善するはずです。また、「塩を減らす」のではなく「良い塩をとる」ことをおすすめします。海水を天日干しにした昔ながらの天然塩なら、むしろ血圧の上昇を抑える効果が期待できます。第3章の高血圧対策（135ページ）もぜひ参考にしてみてください。

Q **食生活に気を遣い、筋トレも欠かしませんが、五十肩の診断を受けてしまいました……。改善方法はありますか？**

A 五十肩は、正式には「肩関節周囲炎（けん）」といいます。「炎（えん）」という文字からも分かるように、肩に強い炎症が起こっている状態です。まずは普段の食生活が「究極の食事」に近いものかどうか、もう一度見直してみてください。その上で、第2章でご紹介した「ベースサプリメント」（総合ミネラルビタミン・マグネシウム・オメガ3脂肪酸。53ページ参照）も利用してみてください。炎症や痛みを和らげ、回復を早めるのに大いに役立つはずです！

女性の健康

Q 化粧品って有害ですか？ オーガニックコスメってどうですか？ 日焼け止めもダメ？

A 市販の化粧品の大半は、基本的に有害物質のかたまりだと思っておいてください。オーガニックコスメは一般的な化粧品よりははるかに安心ですが、たとえ天然由来の成分だとしても肌に合わない可能性もあるので、文句なしにおすすめできるわけではありません……。日焼け止めにも要注意。皮膚でのビタミンD合成を阻害するだけでなく、環境ホルモンが含まれていて、皮膚から体内に吸収され、不妊のリスク増などが報告されています（第3章の不妊対策254ページ参照）。利用するなら、紫外線吸収剤などの化学物質が含まれないものを選びましょう。

Q つわりがひどく、食べられそうなものだとジャンクフードばかり食べてしまいます……

A

つわりの時期に、ヘルシーなものはいっさい思い浮かばず、よりにもよってフライドポテトや菓子パンなら食べられそう……などの声は、意外によく耳にします。その場合でも、できれば素材や調味料などにこだわったものを、量や頻度に注意しながら食べるようにしてみてください。なお、つわり対策にはマグネシウムやビタミンB6の補給がおすすめです。

Q 生理前はついつい甘いものや塩辛いものをたくさん食べてしまいます。生理痛もひどいので、改善の方法があれば教えてください。

A

女性ホルモンのバランスのせいで血糖値が不安定になりやすく、甘いものが欲しくなると考えられます。ドライフルーツや干し芋、黒糖を使ったスイーツなど、できるだけヘルシーなものを選ぶようにしてください。塩辛いものや濃い味付けのものが食べたくなる場合は、ミネラル全般が不足している可能性も。まずは「究極の食事」（48ページ）に近づけられるよう、普段の食生活を見直してみましょう。総合ミネラルビタミンのサプリメントもおすすめします。

生理痛などの月経トラブルに対しては、▽マグネシウムの補給、▽ミネラルファスティング（58ページ）でデトックス、▽大豆や大豆製品をしっかり摂取、▽油のとり方を見直す（第2章を参照）、▽白砂糖や小麦粉製品を控える、▽牛乳や乳製品をとらない……などが役立つと思います。

Q ナプキンやタンポンの正しい選び方を教えてください！

A ナプキンは必需品ですが、タンポンは不自然なので使わなくていいものだと思います。タンポンに含まれる有害物質が経皮吸収されてしまうので、なるべく避けるようにしてください。オーガニックコットンの布ナプキンがベストです。布ナプキンなら洗って何度も使えるので経済的です。ただ、布ナプキンを洗う余裕がないという場合は紙ナプキンでもよしとしましょう。

ちなみに海外では、オーガニックコットン素材の生理用品でも鉛やヒ素などの有害金属類が検出されています（Environ Int. 2024）。しかも、綿の栽培時ではなく生理用品の製造時に混入している恐れが指摘されているのです……。日本製なら大丈夫とも考えにくく、もはや、どの製品にどんな有害物質が含まれているかは未知数。ミネラルファスティング（58ページ）などを実践し、普段からデトックスを心がけましょう！

Q 食器や衣類の洗剤、シャンプーやボディソープについて、選び方はありますか？

A 一番安心安全なのは、いずれも石鹸成分のみでつくられたもの（純石鹸タイプ）を選ぶことです。自然派をうたったような製品でも、さまざまなカタカナ成分がずらりと並んでいるものを頻繁に見かけます。これらは、合成の界面活性剤のほか、香料や着色料、防腐剤などの添加物が含まれている証拠。皮膚からもこれらの悪影響を受けるため、口に入れるものに加えて、洗剤類などさまざまな日用品の質や安全性についても、一度見直してみてください。

Q 「無添加」「天然」と銘打ってある商品や原材料なら信頼できますよね？

A 食品に関しては、2024年4月から、単に「無添加」とだけ表示しないよう、消費者庁のガイドラインによって注意喚起されました。「無添加」だけでは何が無添加なのか分からないからです。なので、「○○無添加」「○○不使用」などの表示が増えているわけですが、これらの表示がされている場合は、逆に添加・使用されているものが何なのかをじっくり確認しましょう。「天然」「人工」「合成」「化学」などの表示も同様で、ほかのものより優れていると消費者に思い込ませる〝優良誤認〟にあたるとして、最近では使われないようになってきています。とにかく、食品も日用品も、原材料のラベル表示をしっかり確認することがポイントです。

Q 制汗シートや制汗剤を使ってもいいですか？

A これらも、よく分からないようなカタカナ成分のオンパレード。肌をさらさらにする目的でアルミニウムが含まれているものもありますが、皮膚から吸収されて体内で悪影響を及ぼす恐れがあります。汗を拭くならハンカチやタオルで十分。どうしてもデオドラントスプレーが使いたい場合は、お好みの精油（エッセンシャルオイル）と無水エタノールで手作りしてみてください。

Q 寝るとき、スマホを枕元に置いています。物理的な距離をとったほうがいいのでしょうか？

A

スマホの電磁波による健康影響については今も議論が続いていますが、少なくとも、現時点で睡眠に何らかのトラブルを抱えているのであれば、寝室に置かないなどの物理的な距離をとったほうがいいかもしれません。目覚まし時計代わりに使っているのであれば、機内モードにしておくのもひとつの手です（電磁波の発生量が最小限になるといわれています）。ちなみに国際がん研究機関（IARC）は、スマホの電磁波をグループ2B：（ヒトに対して発がん性があるかもしれない）に分類しています（https://monographs.iarc.who.int/）。2Bには、鉛や重油、ガソリン、メチル水銀化合物、クロロホルムなどが並んでいます。これをどう捉えるかは皆さん次第です。

Q

45℃くらいの熱いお風呂につかるのが好きです。問題があるでしょうか？

A

お風呂の温度があまりに熱すぎると、交感神経の働きが高まってしまい、睡眠の質を低下させる恐れがあります。40℃のお湯で20分、42℃なら10分を目安にしてみてください。「熱さ」を適度なストレスの一環として捉えるのであれば、第2章の「夜の過ごし方」の106ページでもご紹介した温冷浴（お風呂の温度は40～42℃）をおすすめします。

Q ウォーキングをする時間がありません。筋トレは日々の運動に入りますか？

A

もちろん入りますよ！　ただし筋トレは無酸素運動なので、できれば有酸素運動もバランスよくとり入れたいですね。「きちんと時間を確保して、それなりの服装と靴でウォーキングをしなければ！」と構える必要はまったくありません。通勤や通学の時間を利用して、▽エレベーターやエスカレーターを使わずに階段を上り下りする、▽ひとつ手前の駅やバス停から歩く、▽数分は息が上がるくらい早歩きする、▽自転車での通勤や通学にしてみる……など、「ついでの運動」を工夫してみましょう。毎日の積み重ねが大きな違いを生み出しますよ！

山田知世の生活／子育て

Q 知世先生が普段の生活で「これは特に気をつけている」ということがあれば教えてください。

A 第2章でお伝えした3つの「食の基本ポイント」（①良い油、②マグネシウム、③腸内環境。28ページ以降参照）を常に心がけることと、加工食品を購入する際は原材料を徹底的にチェックすることです。食品ラベルがないなど自分でチェックできない場合は、店員さんに原材料を尋ねたり、原材料が分かるものを持ってきてもらったりしています。

Q 子どもが野菜嫌いで困っています。おすすめのレシピや、野菜が好きになる声かけはありますか？

A これも「子育てあるある」ですよね……。一般的には、子どもが好きな料理に細かく刻んで入れるとか、親がおいしそうに食べている姿を見せる、といったことでしょうか。ここで「特製亜麻仁油ドレッシング」のレシピを伝授しましょう！　にんじんの色がとても鮮やかで、とろみのソース状になるので〝食べるドレッシング〟のようになります。このドレッシングを野菜にかけると、お子さんたちはきっとパクパク食べてくれるはずです。あとは、第3章でご紹介した「サペレメソッド」（230ページ）もとり入れてみてはいかがでしょうか？　味覚だけでなく五感からのアプローチをお試しください。

▽「特製亜麻仁油ドレッシング」の簡単レシピ

〈材料〉（2～3人分）

・亜麻仁油　大さじ5　　・りんご酢　大さじ2　　・塩　小さじ半分
・甘酒　大さじ1・5　　・玉ねぎ　4分の1　　・にんじん　4分の1
・胡椒　少々

〈作り方〉

すべての材料をミキサーで混ぜるだけ！　ミキサーがない場合は、玉ねぎとにんじんをすりおろして、泡立て器でかき混ぜてもOK。

Q 大人気アニメのイラストが描かれた子ども用ジュースや子ども用ふりかけが育児に欠かせません。子ども用なら安心ですか？

A 子ども用でも安心できません！　残念ながら、食品メーカーは子どもの健康のことをまったくといっていいほど気にかけていないんです……。うちの子どもには、食べてほしくないものや飲んでほしくないものについて「これを食べたら／飲んだら、病気になるよ！／頭が悪くなるよ！」と説明するようにしています。するとそのうち、子どものほうから「これは病気になる？／頭が悪くなる？」「こっちはどう？」という感じで、そのつど尋ねてくるようになりました。どうしてもお子さんが欲しがるなら、週末だけのお楽しみにするなどルールを決めるのはいかがでしょうか？

Q 日常生活での除菌やマスクについてどうお考えですか？

A 日常生活ではまったくいらないと考えています。我が家に除菌・抗菌グッズの類はひとつもありませんし、普段からマスクもしていません。子どもにもさせていません。3人の子どものうち誰かが園や学校でもらってきて何かの感染症にかかるたびに、免疫をつけながら健康の基礎を固めていくイメージです。これも「環境中の菌やウイルスと仲良く暮らす」ことの一環だと考えています。

Q 働きながらの食事づくりは時間に追われる日々です。先生はどんなふうにやりくりされていますか？

A 隙間時間を見つけては、食材を切るなどの下ごしらえを済ませておくようにしています。帰宅してからは、煮る・蒸す・焼くなどの最終工程だけで食べられるようにしています。「さあつくろう！」と最初から最後まで一気に完結するのではなく、途中まで調理できた状態を常にキープ・ストックしておけば、うまくやりくりできると思いますよ！

Q 知世先生のお子さんたちは、お友達のおやつや食事（スナック菓子やファストフードなど）をうらやましがったりしませんか？

A もちろんうらやましがりますよ！　我が家の場合は「ハレの日まで待つ」がルールになっています。「今度の誕生日の時に食べようね」「もうすぐ子どもの日だから、その時まで楽しみにしようね」という感じです。子どもたちはちゃんと納得してくれます。

Q 子どもの脳を育てる観点から、おすすめの習い事や遊びはありますか？

A 経験的に、手を使う習い事（ピアノなど）や遊び（折り紙など）がよいように思います。あとは体操です。跳び箱やマット運動、鉄棒、ボール運動など、手足や全身を使って取り組むのは、子どもたちの脳にもとてもよいように感じています。

習い事に関しては、誰に習うか、誰と習うかといった相性も大切だと痛感しています。時間と手間がかかるかもしれませんが、「ここなら大丈夫！」と親も子も納得できるような習い先をじっくり探してみてください。

Q お子さんの離乳食はどうしてましたか？どんなものを食べさせていたか教えてください。

A 無水調理できる鍋で、調味料などはできるだけ使わずに素材の風味を最大限に生かすような調理を心がけていました。野菜スープなどが多かったように思います。あとは「亜麻仁油納豆」ですね。つぶした納豆に亜麻仁油を混ぜて与えていました。子どもたち3人とも、喜んで食べてくれましたよ！

Q 母乳育児が難しい場合、どんなことに気をつければいいでしょうか。

A まずは、母乳が出るような対策を行ってみてください。ひとつはタウリンをとること。昔から「鯉（こい）を食べると母乳がよく出るようになる」と言われているのをご存じですか？　これは、鯉に豊富なタウリンの効果だと考えられます。次にストレス対策です。産後うつなどは母乳を出にくくするので、第３章のうつ病対策（190ページ）のポイントをどんどん実践してください。赤ちゃんとのスキンシップも大切です。愛情ホルモンのオキシトシンが分泌され、母乳が出るのを促すのにも役立ちます。

山田知世（やまだ・ともよ）
医師（M.D.）。杏林予防医学研究所 研究員。一般社団法人日本幼児いきいき育成協会（JALNI）理事。りんどうオンラインクリニック外来担当医。
慶應義塾大学 理工学部卒業後、大手製薬会社に就職。西洋医学の現状を目の当たりにし、父である山田豊文（杏林予防医学研究所／所長）の提唱する予防医学の重要性を改めて認識、医学部へ再入学。京都大学医学部附属病院 初期研修医修了後、同 糖尿病・内分泌・栄養内科 専攻医を経て、講演活動やメディアなどを通じて父をサポートし、現在に至る。3児の母。
主な監修書に『頭がよくなる食事術』（宝島社 TJMOOK）、『老化が止まる食事術』（宝島社 TJMOOK）、『「老けない体」をつくる 食べ方＋暮らし方』（大洋図書 POWER MOOK）がある。

杏林予防医学研究所ホームページ
https://kyorin-yobou.net/

杏林アカデミーホームページ
https://kyorin-yobou.net/academy/

JALNI ホームページ
https://jalni2024.localinfo.jp/

医師が教える“最強の予防医学”——細胞環境を整える「9つのメソッド」
2024年11月21日　初版第1刷発行

著者 ———— 山田知世
発行者 ——— 平田　勝
発行 ———— 共栄書房
〒101-0065　東京都千代田区西神田2-5-11 出版輸送ビル2F
電話　03-3234-6948
FAX　03-3239-8272
E-mail　master@kyoeishobo.net
URL　https://www.kyoeishobo.net
振替　00130-4-118277
装幀 ———— 黒瀬章夫（ナカグログラフ）
印刷・製本 —— 中央精版印刷株式会社

©2024　山田知世
本書の内容の一部あるいは全部を無断で複写複製（コピー）することは法律で認められた場合を除き、著作者および出版社の権利の侵害となりますので、その場合にはあらかじめ小社あて許諾を求めてください
ISBN978-4-7634-1122-8　C0047

トランス脂肪酸から子どもを守る

脳を壊す「油」、育てる「油」

山田豊文　定価 1650 円

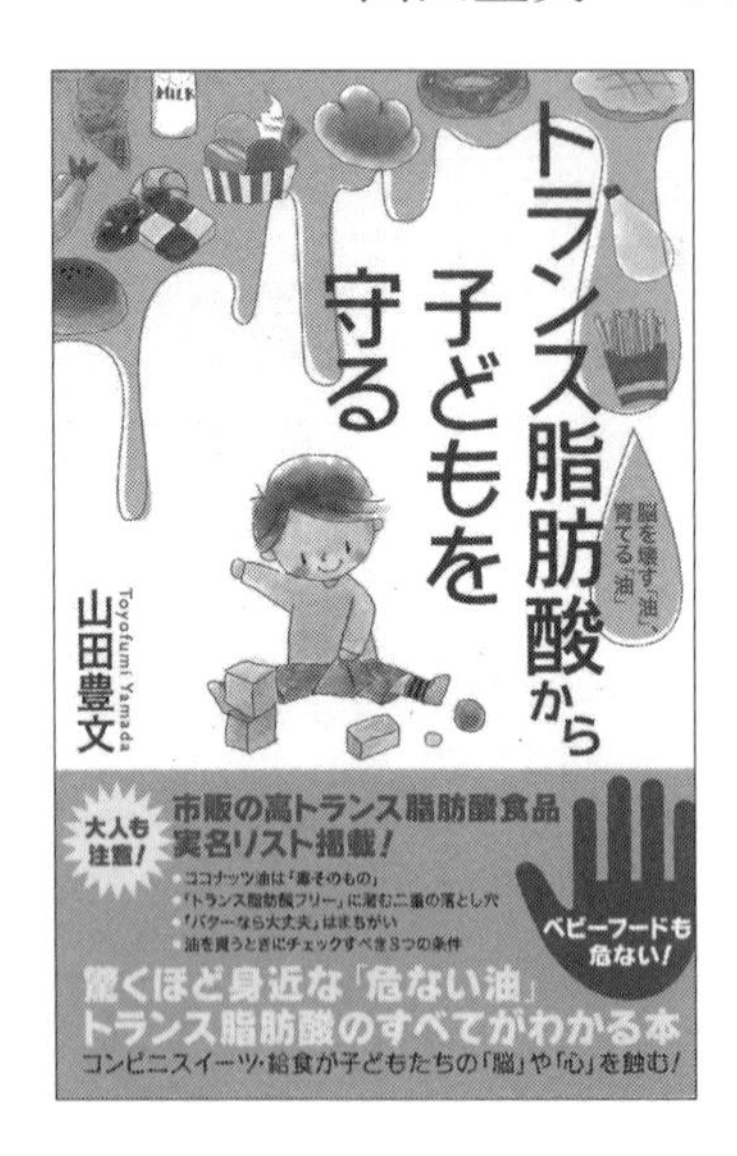

ベビーフードも危ない！
コンビニスイーツ・給食が子どもたちの「脳」や「心」を蝕む！

驚くほど身近な「危ない油」トランス脂肪酸のすべてがわかる本
・「バターなら大丈夫」はまちがい
・油を買うときにチェックすべき３つの条件

脳に効く！「聞こえない音」と「見えない光」

生命信号の不思議な力

山田豊文　定価 1650 円

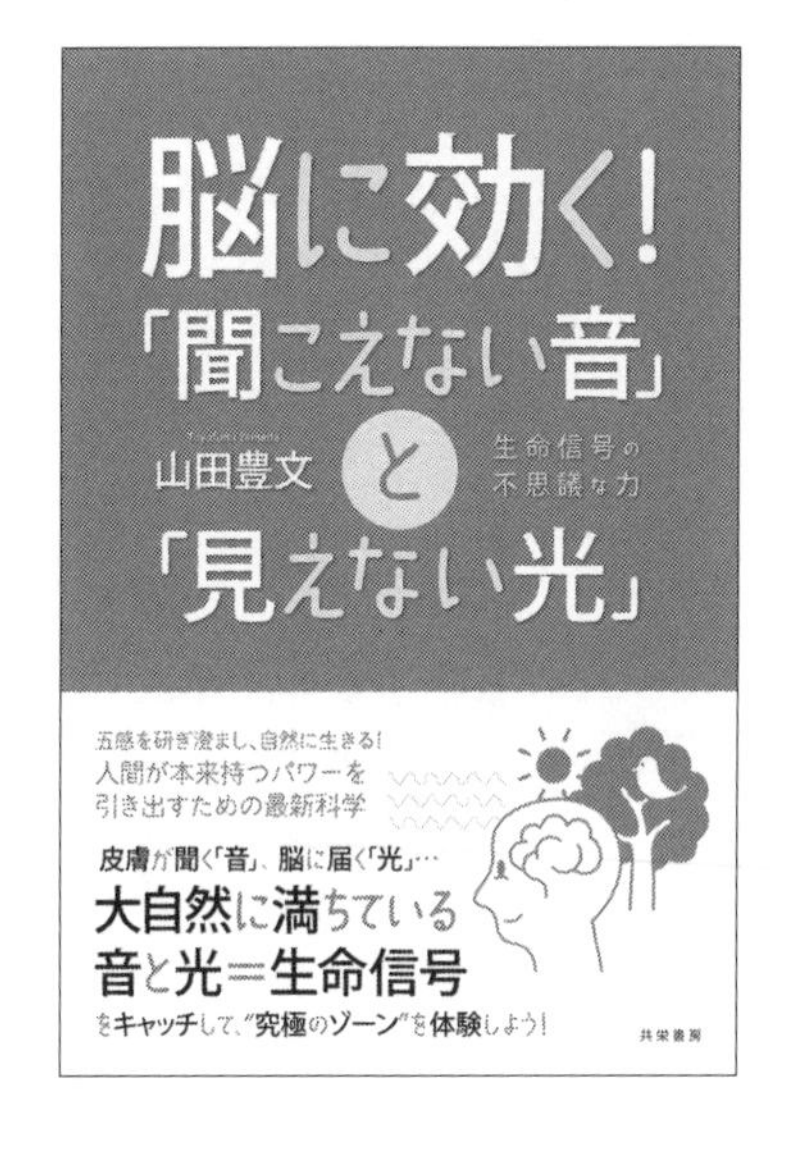

五感を研ぎ澄まし、自然に生きる！
人間が本来持つパワーを引き出すための最新科学

皮膚が聞く「音」、脳に届く「光」…

大自然に満ちている音と光＝生命信号をキャッチして、"究極のゾーン"を体験しよう！